# 치매, 엄마가 이상해요

치매 엄마가 이상해요

2019년 7월 15일 초판 1쇄 발행
2020년 10월 8일 2쇄 발행

지은이 김숙희
펴낸이 조금현
펴낸곳 도서출판 산지
주소 서울시 서초구 방배중앙로 83, 302호
전화 02-6954-1272
팩스 0504-134-1294
이메일 sanjibook@hanmail.net
등록번호 제2019-000233호


ISBN 979-11-964365-5-1 03510



이 도서의 국립중앙도서관 출판예정도서목록(CIP)은 서지정보유통지원시스템 홈페이지(http://seoji.nl.go.kr)와 국가자료종합목록 구축시스템(http://kolis-net.nl.go.kr)에서 이용하실 수 있습니다. (CIP제어번호 : CIP2019025846)

일상생활 습관이 바뀌면
치매 예방할 수 있다

# 치매,
# 엄마가
# 이상해요

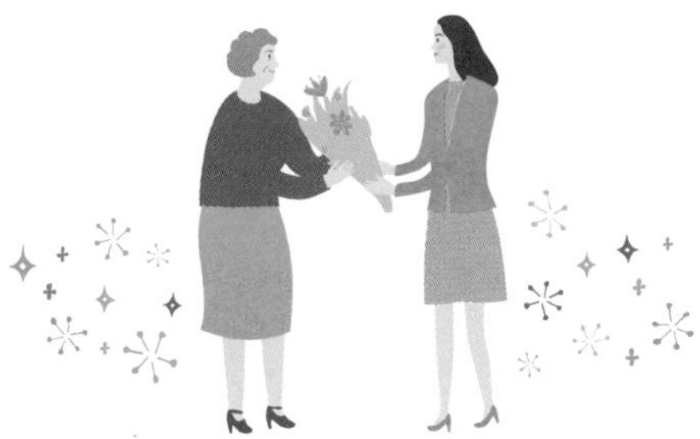

· 김숙희 지음 ·

산지

# 치매 없는 세상을 위하여

안병재 · 이화여대 최고명강사과정 주임교수/한국강사협회 초대회장/한국멘토교육협회 회장

'이화여대 최고명강사과정'에서 저자를 만났습니다. 첫 만남에서 저자가 했던 말이 아직도 기억에 생생합니다.

"대한민국을 치매 없는 세상으로 만드는 것이 꿈이에요, 치매 예방이 저의 사명입니다."

저자는 순천과 서울을 오가며 배우고 나누고 섬기는 자세로 치매 예방을 위한 배움이라면, 때와 장소를 가리지 않고 참가하는 열정을 보였습니다. 그 결과로 병원 신세를 몇 번 졌지만, 누구보다 먼저 평생교육 명강사와 HRD명강사 대상을 수상하더니, 현재는 대한민국 치매 예방 명강사로 전국을 누비고 있습니다.

치매 예방 교육은 머리로 배우는 이론보다 가슴으로 배우는 현장 교육이 되어야만 합니다.

치매 예방 교육은 결코 쉬운 교육이 아닙니다. 하지만, 치매 어르신

을 모신 경험에서 출발한 필자의 치매 예방 교육은 너무 재미있고 유익합니다. 대한민국이 초고령 사회 진입을 앞둔 시점에서 치매 예방 교육은 꼭 필요한 교육이라 생각합니다.

저자의 꿈을 응원합니다. 치매가 없는 대한민국을 응원합니다.

## 치매 환자는 사랑환자이다

조창인·작가 〈가시고기〉 저자

'치매, 엄마가 이상해요'를 쓰라린 가슴을 부여잡으며 읽었다.

어머니께서는 8년째 치매로 투병 중이다. 치매는 세월의 흐름을 거스르는 모양이다. 여든넷의 현재에서 과거로 되돌리고 되돌려 어느덧 당신은 세살배기 아이가 되어버렸다. 이젠 외아들마저 낯선 사내로 여긴다.

'치매, 엄마가 이상해요'에 담긴 내용을 진작 알았더라면, 어머니는 지금의 모습은 아니었을 것이다. 저자가 상세히 일러주고 있는 치매 예방을 따랐더라면, 어머니에게 여전히 소중한 아들로 남았으리라. 뒤늦은 후회에 가슴이 저려온다.

'치매, 엄마가 이상해요'를 관통하고 있는 핵심은 치매 예방이다.

일견 무겁고 딱딱한 내용이리라 짐작했다. 전혀 아니었다. 반드시 알아야 할 정보가 간결하고도 정확하게 녹아들어 있다. 또한 저자가 치매 현장에서 겪었고 아파했고 고민했던 실제 사례까지 곁들여 있다.

읽는 동안 치매 예방의 중요성이 절로 가슴에 아로새겨진다. 더불어 나는 물론 이웃을 위해 무엇을 해야 할지 살피게 된다. 저자가 소원하는 치매 없는 세상에 대해 공감하게 된다.

'치매, 엄마가 이상해요'를 특히, 젊은이들에게 추천한다. 저자가 지적했듯이 치매 환자는 사랑환자이다. 부모와 이웃을 사랑으로 보듬을 때, 나아가 나의 일상 습관을 바꾸려 노력할 때, 비로소 치매 없는 세상이 열릴 터이므로.

## 프롤로그

필자의 가족 중 다섯 분이 치매로 고통을 받았습니다. 시련의 기나긴 나날이었습니다. 특히 안타까운 건 정성을 다했음에도 날로 치매가 악화된다는 사실이었습니다. 길이 보이지 않으면 지치게 마련입니다. 늦은 밤에 겨우 잠들 때마다 생각하곤 했습니다. 차라리 깨지 않고 영원히 잠들었으면 좋겠어, 라고.

돌아보면 아쉬움과 죄송함이 컸습니다. 당시 치매에 대해 무지했습니다. 무조건 열심히 섬기는 것만을 최선으로 생각했습니다.

한 분 한 분을 떠나보내면서 뼈저리게 깨달았습니다. 치매는 치료보다 예방이 더욱 절실하고도 중요한 문제였습니다.

그러나 치매 예방에 대한 인식은 전반적으로 미흡했습니다. 예방에 대한 구체적 정보는 물론 대책 또한 마련되어 있지 않은 상태였습니다.

당시만 해도 치매를 집안의 수치로 여겼습니다. 서로 문제를 공유하며 해결해야 할텐데 환자의 존재 자체를 숨기기에 급급했습니다. 예방의 필요성을 역설해도 본인과 가족에게는 무관한 일인 양 외면했습니다.

이러한 태도는 치매 유관 기관에서도 비슷했습니다. 치매 예방 교육이 반드시 필요한 장기적 대책임에도 근시안적 태도를 보이기 일쑤였습니다.

### 치매와의 전쟁을 치루어야 하는 까닭

고령화 사회가 깊어질수록 치매는 심각한 위협이 될 수밖에 없습니다.

미국의 전직 대통령 오바마는 진작 치매와의 전쟁을 선포했죠. 사실 미국은 전 세계 인구대비 치매발병률이 가장 낮은 나라입니다. 그럼에도 불구하고 치매의 심각성을 인정한 셈입니다.

미국의 경우 치매 환자에게 들어가는 사회적 비용이 1년에 200조입니다. 2050년에는 1,000조가 예상이 됩니다. 산술적 판단에 따르면, 결국 치매 환자로 인해 미국경제가 몰락할 수도 있다는 의미입니다.

영국도 마찬가지. 카메론 총리는 치매를 '인류의 적'으로까지 표현했습니다. 비단 영국에 국한되는 것이 아니라 인류 전체가 붕괴할 수 있는 재앙으로 인식했습니다.

우리나라의 형편은 어떠할까요?

안타깝게도, 유례를 찾아볼 수 없을 만큼 치매 환자가 급증을 하고 있습니다. 현재 70만 명이 넘는 치매 환자가 있으며, 2050년에는 270만 명에 이를 것으로 예상됩니다.

1년에 치매 환자에게 들어가는 사회적 비용이 13조이며 2050년에는 106조로 8배 증가하게 될 것입니다. 2017년 우리나라 1년 예산이 400조인 걸 감안하면 어마어마한 비용이 아닐 수 없습니다. 결국 우리나라도 치매로 인해 경제적 어려움과 더불어 사회 공동체가 붕괴할 위험에 직면하고 있습니다.

그렇습니다. 치매는 개인이 행복할 권리를 상실하는 선에 머물지 않습니다. 가정의 갈등을 넘어 국가의 존망까지 걸려 있습니다. 전 세계가 치매와의 전쟁을 치르고 있는 까닭입니다.

뇌 과학에 의해 뇌의 신비가 점차 밝혀지고 있습니다. 하지만 치매의 치료 방법은 아직 명확히 제시하지 못하는 상태입니다. 초기 치매일 경우 진행을 막거나 속도를 늦출 수는 있습니다. 하지만 근본적인 치료에는 여전히 의학적 한계를 드러내고 있습니다. 따라서 개인, 가족, 국가가 치매에 대해 취할 수 있는 방법은 명확합니다.

바로, 치매 예방.

치료는 어려워도 예방은 얼마든지 가능하기 때문입니다.

### 치매 예방은 어떻게 이루어져야 하나?

첫째, 치매의 증상과 심각성에 대한 정확한 인지.

둘째, 치매 환자에 대한 인식과 대처 방법.

셋째, 치매를 막을 수 있는 삶의 태도.

이를 위해선 체계적인 예방 교육이 절대적으로 필요합니다.

필자가 개인적 아픔을 겪을 당시만 해도 도움의 손길을 청할 곳이 없었습니다. 치매 예방 프로그램이란 의미조차 낯설게 받아들였죠. 홀로, 외롭게 힘겨운 길을 걸어야 했습니다. 전문 서적을 탐독했고, 치매 전문 의사들의 강의가 있으면 어디든 망설이지 않고 달려갔습니다. 치매 예방에 도움이 될 성싶은 프로그램으로 판단이 되면 배우고 받아들였습니다. 또한 치매 현장의 어려움을 직접 살폈고, 취매 위험이 높은 어르신들을 상대로 예방 교육을 실시했습니다.

치매를 접하면 접할수록 예방의 필요성을 실감하였습니다. 치매에 무방비로 노출되어 있는 어르신들을 보며, 치매 예방 교육에 적극적으로 나설 수밖에 없었습니다.

치매 예방은 단숨에 이뤄지지 않습니다. 장기적으로, 그리고 체계적인 프로그램을 통해 시행되어야 합니다.

1년 48주, 3년이 넘는 동안 한 곳에서 예방 강의를 한 적이 있습니다. 단 한 번도 동일한 내용의 강의를 하지 않았습니다. 매주 다양한 교육을 계발하고 시행하면서 필자의 치매 예방 프로그램도 확고해졌습니다.

치매 예방 교육 프로그램의 효과는 놀라웠습니다. 교육을 받은 어르신들의 모습이 크게 변했습니다. 부정적인 생각이 긍정적으로 바뀌었고, 일상생활 속에서 치매 예방을 위해 노력하는 태도를 보였고, 결국 삶의 질이 높아졌습니다.

### 젊은 계층은 치매에 관심을 주지 않아도 될까?

치매 예방 교육은 언제부터 시작하는 것이 좋을까요?

흔히 치매 연구자들은 40대를 그 적기로 판단하고 있습니다. 필자의 생각은 다릅니다. 어느 한 시기를 뚝 잘라 시작할 사안이 아닙니다. 평생에 걸쳐 준비하고 익히고 실천해야 합니다.

그러면 과연 젊은 계층은 치매에 관심을 주지 않아도 될까요?

먼 훗날의 일을 미리 고심할 필요가 있겠는가, 하며 반문하는 이들이 있습니다. 그러나 치매 예방 교육은 젊은 계층, 특히 청소년들에게 더 필요합니다. 부모님을 비롯해 치매 환자를 돌보는 책임은 결국 젊은이들의 몫이기 때문입니다. 또한 본인의 치매 없는 미래를 준비하기 위해서라도 치매에 관심을 가져야 합니다.

또 다른 이유도 있습니다. 실제로 젊은 치매 환자가 급증하고 있습니다. 청소년 역시 예외가 아닙니다. 이미 디지털 치매, 영츠하이머 같은 신조어가 등장할 만큼 청소년들은 뇌손상 위협에 노출된 상태입니다. 스마트폰에 지나치게 의존한 탓으로 일찌감치 '잠자는 뇌'로 만들고 있습니다. 당연히 치매에게 문을 활짝 열어놓고 있는 셈입니다.

스스로 생각하고 능동적으로 결정해야 뇌가 활성화됩니다. 끊임없이 학습하고 기억하고 생각의 범주를 넓혀가야 '깨어 있는 뇌'로 성장합니다.

그러나 청소년들은 스마트폰 등 전자기기의 과도한 사용으로 일찌감치 '잠자는 뇌'를 만들고 있습니다. 젊은 치매 환자의 급증은, 청소년 시절부터 '잠자는 뇌'로 방치한 탓입니다.

필자는 치매 예방 교육이 중, 고등학교 교과 과정에 들어가야 한다고 생각합니다. 그리하여 청소년들에게 '잠자는 뇌'의 위험한 결과를, '깨어 있는 뇌'가 결국 치매를 예방한다는 사실을 알려줘야 합니다.

일찍 시작할수록 치매 예방의 효과는 큽니다. 이 책을 쓰게 된 이유이자 목적이기도 합니다.

### 치매 예방 교육은 행복 교육이다

최근 매스컴을 통해 심폐소생술로 사람을 살리는 일을 종종 접하게 됩니다. 위기에 처한 중증 외상환자를 치료하는 이국종 교수의 숭고한 헌신에 찬사를 보냅니다. 치매 예방 교육도 같습니다. 사람을 살리고 우리 가족 모두를 살리는 일입니다.

필자의 확고한 생각입니다. 치매는 나와 가족, 공동체를 불행에 빠뜨립니다. 그 불행으로부터 건져내 행복의 길로 인도하는 것이 바로 치매 예방 교육입니다.

나의 건강한 뇌가 미래의 행복을 보장합니다. 내가 행복해야 가족이 행복하고, 나아가 공동체가 행복합니다.

그동안 치매 예방에 전력을 다해왔습니다. 과로로 응급실로 실려 가기도 했고, 프로그램 계발도중 두 번이나 수술을 해야 했습니다. 이 책을 쓰면서도 디스크 수술을 받았습니다. 얼마 전에는 큰아들에게 볼멘소리도 들었습니다. 엄마가 무슨 치매 예방 류관순 열사냐고.

요즘 필자에게 깊은 울림으로 다가오는 말이 있습니다.

도리불언 하자성혜(桃李不言 下自成蹊)

사마천의 사기 이장군열전에 거론된 바, 복숭아와 자두나무는 말이 없지만 그 아래에는 저절로 길이 생긴다는 뜻입니다. 꽃이 아름답고 열매가 맛이 좋아 따로 강요치 않아도 사람들이 모여든다는 가르침을 담고 있습니다.

치매 예방 교육은 외롭고 힘겨운 길이었습니다. 최근 부쩍 길이 훤해진 느낌입니다. 치매 예방 교육자로 나서겠다는 사람들이 필자에게 모여 들기 시작했습니다. 줄곧 소망해온 바였죠. 교육을 할 곳은 많고 담당할 수 있는 이들이 턱없이 부족하기 때문입니다.

치매 예방 교육은 마음가짐이 먼저입니다. 봉사, 헌신의 마음. 세상을 향해 선한 영향력을 미치겠다는 각오 없이는 불가능합니다.

### 치매 없는 세상이 될 그날까지

치매 예방 프로그램에 대한 주위의 관심이 높아졌습니다. 유관기관의 치매 대책도 더 이상 치료에만 머물지 않고 예방으로 확대되고 있는 상황입니다. 반갑고, 고마운 일입니다.

기존의 자신의 강의에 필자의 프로그램을 접목하겠다는 이들도 많아졌습니다. 협업이 대세인 시대, 출중한 이들이 먼저 손을 내밀어준 것입니다. 혼자 가면 빨리 갈 수 있지만 함께 가면 멀리 갈 수 있으니, 언제든 환영입니다. 치매 예방을 위해 헌신해 온 세월이 덧없지 않았다는 뿌듯함을 느끼게 됩니다.

돌이켜 보면, 치매 예방 교육은 필자에게 차라리 숙명이었습니다.

집안의 어르신들을 한 분 한 분씩 떠나보내면서 안타까움과 죄송함으로 시작한 치매 예방이, 결국 세상과 새롭게 만나는 계기였습니다. 경력 단절의 한계를 떨칠 수 있었고, 어느덧 살아갈 의미와 기쁨으로 다가왔습니다. 숙명이자 사명이 되었습니다. 앞으로도 부지런히, 분명히 달려갈 것입니다.

치매 없는 세상이 될 그날까지.

글을 맺으며 감사의 인사를 남깁니다.

격려로 길을 열어주신 이대 최고명강사과정 안병재 주임교수님, 책으로 치매 예방의 중요성을 알릴 수 있도록 도와주신 가시고기 조창인 작가님. 두 분을 통해 성장과 변화의 기회를 얻었습니다. 순천 동부복지관 뇌활성화반에 많은 도움을 주신 직원분들께도 이 자리를 빌어 감사의 뜻을 전합니다.

나이는 숫자에 불과하다며 지칠 때마다 응원해준 큰아들 대준, 많은 일을 도와준 현준과 은지, 언제나 든든한 버팀목으로 곁을 지켜준 남편. 가족들의 사랑과 헌신으로 오늘의 내가 있습니다.

저자 김숙희

contents

## 3장. 일상생활속의 치매 예방법



contents

## 4장. 사랑하는 당신이 나를 못 알아본다면

# 1장

# 치매 알아야 예방의 길이 보인다

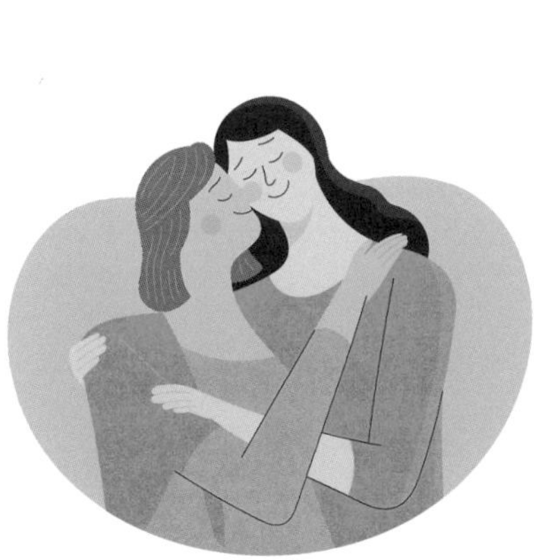

# 혹시
# 우리 엄마가 치매?

"엄마께서 요즘 집밖에 나가는 걸 두려워하세요. 몇 번 길을 잃더니 아예 꼼짝하지 않으시려드네요. 혹시 이것도 치매인가요?"

"예전에는 아주 조용하고 자상한 할머니였어요. 얼마 전부터 걸핏하면 화를 내십니다. 엉뚱한 고집을 부리기도 하고요. 혹시 치매가 아닐까요?"

"저희 아버님은 같은 얘기를 또 하시고, 끝없이 반복하시네요. 잔소리도 부쩍 심해졌어요. 주위에서 말하기를 치매 초기 증상이라는데, 정말 맞나요?"

강의가 끝나고 나면 어김없이 이런 질문들을 받곤 한다. 답답하고 걱정이 돼도 따로 물을 곳이 마땅치 않았던 모양이다.

치매. 이젠 너무 익숙한 단어가 되었다. 그러나 정작 많은 이들이 치매에 대해 명확히 알지 못한다. 알고 있다고 해도 그릇된 지식일 때가 많다. 제대로 알아야 방법이 보인다. 그래야 치매로부터 나와 가족, 이웃을 온전히 지켜줄 수 있다.

치매인가, 아닌가?

치매 초기, 본인이 스스로 판단할 수 없다. 주위의 가족, 젊은 자녀들의 몫이다. 그러나 대부분 치매 초기 증상을 분별하지 못한다. 적절한 대처를 할 수 없을 뿐더러 오해로 인한 가정불화로 진전되는 경우가 많다.

젊은이들과 얘기를 나누다 보면 깜짝 놀라곤 한다. 치매 초기 증상을 나타내고 있는 부모와 무모하게 갈등을 빚고 있기 때문이다.

부모님이 언제부터인가 자꾸 짜증을 낸다. 까닭 없이 거친 말과 심한 욕설을 퍼붓는다. 물건을 엉뚱한 곳에 감춘다. 이웃집의 물건을 훔쳐온다. 쓰레기를 주워와 귀중한 물건인 양 보관한다.

부모님의 이러한 행동을 자녀는 도무지 이해할 수 없다. 변화의 이유가 치매인지 모른다. 평소의 모습과 다르다는 점에만 초점이 맞춰져 있다. 따라서 부모님을 질타하고, 행동을 고치려고 들고, 다투면서 갈등의 골이 깊어간다.

필자 역시 동일한 경험을 했다. 무지로 인해 치매 초기에 어머니를 제대로 돌봐드리지 못했다. 돌이켜 생각하면 안타깝고 후회가 많이 된다.

어느 날 어머니와 함께 시장에 갔었다. 주인이 한눈을 파는 사이에 어머니가 물건을 슬쩍 시장바구니에 담았다. 평소의 어머니라면 상상도 할 수 없는 일이었건만 아주 태연하게 행동했다. 화가 나고 창피해서 어머니에게 소리를 질렀다. 어머니의 행동이 치매 초기 증상이라는 것을 미처 알지 못한 탓이었다.

돌이켜보면 할아버지에게도 비슷한 점이 있었다. 어질고 현명하다는 평판이 주위에 자자했던 분이 갑자기 딴 사람으로 변했다. 이집 저집을 돌아다니며 물건을 훔쳐왔다. 당시 가족들이 받은 충격은 실로 컸다. 서로들 쉬쉬하며 할아버지의 집밖 출입을 막아서는 게 고작이었다.

이러한 모습은 주위에서 자주 목격하게 된다. 필자의 가족이 그러했듯 가리고 숨길 생각부터 한다. 관심을 갖고 사랑으로 돌볼 생각은 하지 않은 채 그저 부끄러움으로 여긴다.

### 건망증 심해졌다면 치매 검사

치매 환자는 최근 기억을 잃어버리게 된다. 그래서 오래 전에 있었던 얘기를 하고 또 한다.

결혼하기 전의 일이다. 친정어머니를 따라 이모할머니 댁에 간 적이 있었다. 아흔이 넘은 할머니는 당신의 젊은 시절 이야기를 하루 종일 하고 또 하셨다. 그 후 방문할 때마다 번번이 똑같은 젊은 시절 이야기만 되풀이했다. 그땐 누구도 치매 초기 증상이라는 걸 몰랐다.

금옥씨는 친정어머니와 목욕탕에 가는 걸 좋아했다. 평소 직장 생활이 바빴기에 가끔씩 어머니를 모시고 함께 목욕하는 것은 소중한 시간이었다.

그날도 퇴근하기 전 어머니에게 전화를 했다. 30분 후에 도착할 테니 목욕 갈 준비를 하고 기다리라는 말을 전했다. 친정집에 도착하니 어머니는 반갑게 금옥씨를 맞았다. 그러나 목욕 준비를 전혀 하지 않은 채였다. 깜박 잊었을 거라고, 금옥씨는 가볍게 넘겼다.

그러나 그 후로도 똑같은 일이 반복되었다. 금옥씨는 이상한 생각이 들었다. 검진을 받아보니 아니나 다를까 치매 초기 증상이었다.

필자의 할머니도 비슷한 경우이다. 옛날 일들은 정확하게 기억을 하지만 최근에 일어난 일은 전혀 기억을 못한다. 필자는 잘 알아본다. 그러나 최근에 결혼한 손녀사위는 낯설게 대한다.

치매 환자의 특징인 최근 기억 상실은 베타아밀로이드라는 독성 물질 때문이다. 베타아밀로이드가 기억을 담당하고 있는 해마 주변에 쌓이는 것이다. 그래서 방금 전의 일을 잊어버리게 된다. 부모님이 건망증이 심해졌다면, 먼저 치매가 아닌지 유심히 살펴봐야 한다.

"우리 며느리는 밥을 안 줘."

"손자가 자꾸 지갑에서 돈을 훔쳐."

치매 초기에 드러나는 망상이다. 잘못된 믿음으로 인한 피해망상이 대표적이다. 본인 스스로 나쁜 상상을 해 그대로 믿고 현실화시킨다.

이런 행동에는 원인이 있다. 기억력과 판단력이 약해져 주위의 비난을 받았을 때, 시력과 청력의 저하로 상대의 이야기를 제대로 알아듣지 못할 때, 누군가 자신을 무시하고 있다고 오해할 때 나타난다.

망상은 종종 가족의 불화 요인이 되기도 한다. 망상을 보이는 부모로부터 전해들은 이야기를 그대로 믿어 고부 갈등, 형제간의 다툼으로까지 이어진다. 따라서 치매에 대한 지식을 갖춰야 오해와 갈등에서 벗어날 수 있다.

부모가 망상을 보인다면, 자녀들은 먼저 망상을 고치려 들어선 안 된다. 시시비비를 가리거나 설득해서 될 일도 아니다. 망상적 생각과 감정을 받아주는 자세가 필요하다. 관심사를 다른 곳으로 돌려주고, 부모의 말을 믿는다는 신뢰를 보여줘야 한다.

### 치매가 왔다고 요리 기회를 빼앗지 마라

미국의 연구 결과에 의하면, 후각 기능의 저하 역시 알츠하이머 치매 초기 증상으로 파악하고 있다. 음식이 타고 있거나 역겨운 냄새에 별다른 반응을 보이지 않는다면, 주의를 기울여야 한다.

미각 기능이 떨어지는 것도 치매 증상일 수 있다. 사실 미각의 문제는 어르신들 사이에 종종 드러나는 것으로, 필자 역시 비슷한 경험이 있다.

어머니는 음식 솜씨가 좋기로 유명했다. 이웃의 대소사가 있을 때 어김없이 불려 다닐 정도였다. 그런데 언제부터인가, 음식의 간이 잘 맞지 않았다. 너무 싱겁거나, 너무 짜거나, 아예 입에 댈 수도 없을 때도 있었다. 평생 어머니의 솜씨에 익숙했던 아버지가 불평을 털어놓는 날이 잦아졌다. 어머니는 결국 음식 장만에 손을 뗐고, 필자의 차지가 되고 말았다. 그리고 머지않아 치매 증상이 본격적으로 나타났다.

당시 필자는 치매에 대해 무지했다. 그때 제대로 알았다면 현명하게 대처했을 것이다.

요리하는 자체가 치매 진행을 늦추는 역할을 한다. 한 가지 요리에도 몇 가지 단계를 거쳐야 한다. 재료 손질, 양념 선택, 온도 조절까지 부단히 뇌를 사용하게 된다. 그러므로 요리 기회를 박탈하는 것은 치매를 더 빠르게 진행시키는 결과를 빚게 된다.

### 게으름도 치매 초기 증상의 하나

치매 초기 증상을 본인 스스로 알 수 없다. 가족 등 주위의 도움이 필요하고, 그러기 위해선 치매에 대한 지식이 필요하다.

특히 자녀는 부모님의 행동거지를 유심히 살펴봐야 한다. 이제껏 내가 알던 부모님의 모습과 다르다면 주의를 기울여야 한다.

수시로 대화를 통해 인지기능을 체크하는 자세가 필요하다. 날짜와 요일, 상대방의 이름, 기념일 등등을 확인해 보아야 한다.

부쩍 말수가 줄어들었다면, 위험 신호이다. 대답을 해도 간단하게 하고 말거나 상황에 대해 자세히 설명을 못하는 경우도 마찬가지이다. 단어를 잘 찾지 못하고 어, 그, 거시기하는 투로 얼버무리기는 경우도 주의한다.

외면적 변화에도 주목해야 한다. 이 역시 뇌의 활성화가 떨어지고 있다는 증거일 수 있다.

여든이 넘은 나이에도 외출할 때에는 늘 옷차림이 단정하고 곱게 화장하는 할머니가 있었다. 타인에게 민낯을 보이는 걸 예의 없는 행동으로 여겼다.

그런데 어느 순간부터 평상시의 허름한 복장으로 다니기 시작했다. 머리는 부스스하고 얼굴에선 화장기를 찾아볼 수 없었다. 이상한 생각이 들어 가족에게 물어봤다.

"씻는 것 자체를 싫어하시네요. 애지중지하던 화장품을 이젠 거들떠보지도 않으셔요. 속옷도 성화를 부려야 겨우 갈아입으시고요."

며느리의 대답에 당장 검진부터 받으라고 충고했다. 짐작대로 할머니는 치매 판정을 받았다.

치매 초기 증상 중 하나는 게으름이다.

움직이길 싫어하고 종일 누워서 지내려고 한다. 의도적으로 그렇게 행동하는 것은 아니다. 뇌가 위축된 탓이다.

부모님들이 차를 타고 내릴 때도 잘 살펴보아야 한다. 예전보다 행동이 굼뜨다면 치매를 의심해 봐야 한다. 걸음걸이가 불안하거나 보폭이 줄어들었거나 다리를 끌며 걷는 것도 이상 조짐이다. 지나치게 종종걸음을 치는 것도 그렇다.

몸은 뇌의 명령에 의해 움직인다. 뇌의 명령이 제대로 몸으로 전달

되지 않았다면 당연히 평소의 행동에서 벗어날 수밖에 없다.

치매는 불치의 병이 아니다. 주위에서 얼마나 빨리 초기 증상을 파악하느냐, 그리고 적절히 대처하느냐에 따라 치료가 가능하다.

우리 부모님을 치매에서 보호해드리고 싶은가. 그렇다면, 자녀인 당신이 먼저 치매에 대해 알아야 한다.

# 치매 환자는 왜 1+1 사랑환자인가

2018년 순천시에서 60세 이상 어르신들 대상 치매 검진을 대대적으로 실시했다. 적절한 조치였다. 치매가 개인과 가정에 머물지 않고 이웃 공동체, 지자체, 국가 전체에 걸쳐 지대한 관심을 기울여야 할 사안이기 때문이었다.

치매 검사를 마치고 난 후, 치매로 의심되는 어르신의 가족들에게 전화를 했다. 전문의에게 치매 검진을 받으라는 권유였다. 대부분 고개를 저었다.

"우리 엄마는 정신이 멀쩡해요. 당신들이 뭔데 치매 운운하나요, 재수 없게."

이렇듯 일부에서는 거세게 항의를 했다. 씁쓸함과 함께 안타까움이 느껴졌다.

아직 치매 예방 교육이 제대로 이루어지지 않고 있는 것이 우리의 현실이다. 일단 치매라고 하면 부정적 반응부터 보인다. 어르신들은 설마 내가 그런 몹쓸 병에 걸릴 리가 있겠어, 라고 고개를 젓는다. 젊은이들은 뜬 구름 잡는 이야기인 양 아예 관심이 없다.

그러나 치매 예방 교육은 자유롭게 선택하거나 마음이 내켜야 듣는 것이 아니다. 이제 반드시 배우고 실천해야 할 필수적 교육이다. 남녀노소 불문하고 전 국민이 함께.

치매! 제대로 알기만 해도 예방의 길이 열린다.

치매! 제대로 알면 치료의 방법도 찾을 수 있다.

치매! 제대로 알면 진행 속도를 늦출 수 있다.

### 감추고 부인하면 악화된다

70대 어르신이 치매 초기 판정을 받았다.

교사로서 일평생 교육에 헌신했던 분인지라 퇴직 후에도 주위에서는 교장선생님이라고 불렀다. 처음에는 치매라는 사실을 부인했다. 그러나 지속적인 교육을 통해 본인이 치매라는 것을 인정하고 오히려 진행 속도를 늦추려 노력했다. 긍정적인 생각으로 의사가 처방해준 약을 복용했고, 걷기 등 운동을 빠트리지 않았다.

5년이 지난 지금, 처음 치매 판정을 받은 그때와 똑같은 정신 상태를 유지하고 있다. 치매 진행이 멈춘 것이다. 본인의 노력과 함께 가족의 도움과 지지가 있었기에 가능했던 일이다.

교장선생님은 치매에 매우 올바르게 대처한 경우이다. 반대의 사례도 있다. 50대 여인의 이야기이다.

여인은 날마다 동네의 목욕탕을 찾았다. 사우나를 통해 흠뻑 땀을 빼야 하루의 활기를 되찾는다고 했다. 자주 만나는 사람들에게 여인은 '멋쟁이 언니'라고 불릴 만큼 인기가 좋았다. 상냥하고, 이야기도 재밌게 하고, 인심도 좋아 주위 사람들에게 잘 베풀었다.

어느 날 여인이 이상한 행동을 보였다. 사우나실 안에서 대변을 보고 벽에다 칠을 해버린 거였다. 처음엔 실수로 여겼다. 한 달쯤 지났을 때, 여인은 같은 행동을 했다. 그리고 시간이 갈수록 잦아졌다. 사람들은 수근거렸지만, 누구 하나 나서지 않았다.

마침내 목욕탕 주인의 귀에 들어갔다. 주인은 가족에게 알렸다. 그 뒤로 여인은 목욕탕에 나타나지 않았다. 병이 이미 깊어져 가족들이 외부 활동을 막고 있다는 이야기만 들려왔다.

안타까운 일이었다. 여인처럼 초로기 치매일수록 진행이 훨씬 빠르다. 만약 여인이 처음 이상 행동을 보였을 때, 치매 증상인줄 알았더라면 상당히 달라졌을 것이다.

적절한 조치를 받고 진행을 늦출 수 있었으리라. 잘 아는 사이라고 쉬쉬하면서 더 깊이 치매 속으로 빠져들게 만든 셈이었다.

예전에는 치매를 수치로 여겼다. 가족 중 치매 환자가 있다는 사실을 감추거나 아예 부인하려 들었다. 지금도 그런 경향이 없지 않다. 그러나 치매는 알려야 할 병이다. 가족이, 이웃이 알아야 예방과 치료의 길을 찾을 수 있다.

### 치매 환자가 사랑환자인 이유

치매 환자를 두고 사랑환자라고 일컫는다.

다른 질병의 환자에 비해 훨씬 더 많은 관심을 기울여야 하고, 사랑으로 돌봐야 한다는 의미이다. 이유는 간명하다.

치매 환자는 상식이 통하지 않는다. 말을 알아듣고 실행할 능력이 없다. 이상 행동을 되풀이한다. 곁에서 항상 지키고 돌봐야 한다. 보호자가 사랑의 마음으로 바라보지 않으면 견딜 수 없게 된다.

사랑이란 자신을 낮춰 상대를 위해 희생한다는 의미가 아니던가. 상대의 입장에서 바라보고 생각해주고 품어주는 것이 사랑이다. 그러므로 치매 환자를 사랑환자라고 칭하는 것은 여러모로 이치에 맞다.

그 사랑을 누가 실천할 수 있을까? 당연히 가장 가까운 가족으로 배우자이고 자녀이다. 요즘은 시설에 위탁하는 경우가 많긴 하다. 그럴지라도 사랑의 마음은 여전히 절대적으로 필요하다.

노인 요양병원에서 직원 직무교육을 담당했을 때의 일이다.

교육을 마치고 원장님의 배웅을 받으며 주차장으로 향하는 순간이었다. 어디선가 이상한 외침이 들려왔다. 무슨 소리인가 물었다.

"어르신들이 종일 창밖을 내다보면서 아들이나 손자 이름을 부르시는 겁니다. 영수야, 언제 올래? 철수야, 얼른 와라……."

자식에게 고통을 물려주고 싶지 않은 것이 부모의 마음이다. 의도해서라기 보다는 차라리 본능에 가깝다. 치매로 사고의 기능이 마비되어도 그 마음과 본능은 사라지지 않는다.

어르신들의 외침을 들으며 가슴이 저려와 차마 걸음을 옮길 수가 없었다. 우리의 무관심이 저 어르신들을 지켜주지 못했다는 죄책감마저 들었다.

그날 이후 필자는 젊은이들을 향한 치매 예방 교육의 필요성을 더더욱 절감했다. 젊은이들에게 찾아가는 치매 예방 교육을 실시할 각오를 다지게 되었다.

### 부모는 스물세 번 물어도 답해주는 사랑으로 우리를 키웠다

부모님의 치매 초기 증상 중 자녀들이 크게 오해하는 점이 있다. 묻고 또 묻는 부모님의 태도이다. 단기기억을 상실한 탓이다. 그러나 치매에 대한 지식이 없는 상태라면, 결국 짜증 섞인 반응을 보이고 만다.

어느 날 83세 아버지와 53세 아들이 마주 앉아 있었다. 마침 창가에 까치가 한 마리 날아왔다.

아버지가 물었다.

"얘야, 저게 뭐냐?"

까치입니다, 라고 아들이 대답했다.

아버지는 다시 물었다.

"얘야, 저게 뭐야?"

"금방 까치라 했잖아요."

아버지는 연거푸 세 번이나 물었다.

아들은 버럭 화를 냈다.

"까치라고 몇 번 말했어요. 그것도 몰라요."

아버지는 너무 서러워 방에 들어가 일기장을 꺼내 왔다. 당신이 서른세 살 때 썼던 일기장이었다. 일기의 내용은 이러했다.

세 살이 된 아들과 마루에 앉아 있었다. 까치가 날아왔다. 아들은 아버지에게 물었다.

"아빠, 저게 뭐야?"

"까치란다."

아들은 연거푸 스물세 번을 물었다. 아들에게 답을 하면서 너무 귀여워서 아버지는 아들을 품에 안아 주었다. 그리고 얼마나 행복했는지 모른다고, 일기에 적혀있었다.

치매 환자의 수는 점점 늘어나고 있다. 고령화 시대가 가져온 심각한 사회문제이다. 따라서 치매를 지켜봐야 할 자녀들도 많아질 수밖에 없다. 실제로 부모의 치매로 정신적 물질적으로 고통받는 젊은이들을 자주 만나게 된다.

치매를 알면, 부모님의 태도를 이해할 수 있게 된다. 아하, 본심이 아니라 그럴 수밖에 없었구나. 이렇게 받아들이면 넉넉한 가슴으로,

사랑 안에서 부모님을 품을 수 있다.

치매가 오면 부모님들은 어린 시절의 상태로 돌아간다는 걸 꼭 기억하길 바란다. 우리가 받았던 사랑을 다시 돌려드린다는 마음으로 부모님을 바라본다면, 치매의 상태도 호전될 수 있다.

치매 초기 증상에 대해 젊은이들이 특히 잘 파악하고 있어야 한다. 이유는 분명하다. 치매는 남의 일이 아니다. 나의 일이고, 우리 가족 모두를 지키는 일이다. 더 분명한 이유도 있다.

치매를 조기 발견하면 완치가 가능하기 때문이다.

더 이상의 진행을 막을 수 있기 때문이다.

진행이 되더라도 서서히 진행 되도록 유도할 길이 있기 때문이다.

## 치매인가, 건망증인가

차 열쇠를 손에 쥐고도 찾았던 기억은 없는가?

어젯밤 차를 어디에 세워뒀는지 통 기억하지 못했던 적이 있는가?

외출 중에 집에 가스 불을 껐는지 안 껐는지 몰라 다시 돌아가 확인한 일이 있는가?

누구나 이런 경험이 어느 정도 있기 마련이다. 나이 들수록, 특히 중년의 주부들은 더 심해진다. 찌개를 올려놓은 걸 잊어버려 냄비를 새까맣게 태웠거나, 수도꼭지를 잠그지 않아 주방을 물바다로 만들었거나, 당장 처리해야 할 고지서를 한참을 미뤄 과태료를 내야했거나…….

그때마다 건망증이 심해졌다고 말한다. 그러나 실수를 반복하다 보면 덜컥 겁이 난다. 혹시 치매가 아닐까, 하는 생각 때문이다.

정말 치매인가, 단순히 건망증인가. 다음의 에피소드로 구분해 보자.

미순씨는 오랜만에 친구를 만났다. 전망 좋은 식당을 찾아 맛있는 음식을 먹으며 맘껏 수다를 떨었다. 식사를 마치고 식당을 나서려는 찰라 주인이 불렀다.

"손님, 계산하셔야죠."

"아, 죄송해요. 제가 깜박했네요."

이렇게 대답하면, 건망증이다. 뭔가 힌트를 받았을 때, 실수를 만회할 기회를 받았을 때 재깍 알아차리고 고친다.

다른 경우로, 계산을 하라는 주인에게 미순씨는 엉뚱하게 대답한다.

"무슨 계산이요?"

"방금 식사를 하셨잖아요?"

"아니, 내가 언제 밥을 먹었다고 그래요?"

생각을 떠올릴 만한 도움을 받고도 기억조차 못하면, 그건 치매인 셈이다.

### 치매 환자가 단기기억을 잃어버리는 이유

치매에 걸리면 단기기억 능력이 떨어진다. 과거 이야기만 되풀이하거나 같은 내용을 묻고 또 묻는다.

왜 이러한 증상이 나타나는 것일까?

뇌로 들어오는 단기기억을 장기기억으로 변환시키는 능력을 잃어버린 때문이다. 이는 뇌의 해마와 연관이 있다.

해마(hippocampus)는 바다 생물 해마와 모양새가 비슷해 이름이

붙여졌다. 대뇌변연계 좌우에 지름 1센티미터, 길이 5센티미터의 크기로 자리하고 있다. 이처럼 작은 크기이지만 해마는 뇌 속의 우주라고 부를 만하다. 왜냐하면 해마 속에는 무궁무진한 기억 공간이 마련되어 있기 때문이다.

해마의 중요성에 대해 적절한 사례가 있다.

외과의사 윌리엄 비처 스코빌은 간질을 앓고 있는 환자에게 해마 제거 수술을 했다. 수술 후유증이 생겼다. 과거의 일을 기억하지 못하게 되었고, 최근의 일도 단기간 기억할 뿐이었다. 아버지의 죽음도 하루가 지나자 기억하지 못했다.

이 수술을 통해 해마의 역할이 밝혀졌고, 해마에 대한 연구가 본격화되었다.

해마는 뇌의 기억 중추이다. 기억과 정보 처리 역할을 담당한다. 새로운 정보를 저장하고, 한편 오래된 기억을 이끌어낸다. 따라서 해마가 손상되었다는 건, 기억 저장과 재생 장치에 문제가 생겼다는 의미이다.

해마는 측두엽 양 옆에 위치하고 있다. 좌측 해마가 손상이 되면, 언어 정보를 재생할 능력을 상실한다. 반면 우측 해마는 시각에 의한 정보 기억 능력을 잃는다.

해마는 신경의 일부로, 뉴런을 지속적으로 생산한다. 그러나 어떠한 조건에 의해 손상을 받으면 두 가지 현상이 나타난다.

첫째, 해마 손상이 경미할 때 나타나는 현상이 건망증이다.

주위의 환경에 따른 일시적 기억력 감퇴는 크게 염려할 바가 아니다. 단서를 제공하면 즉각 기억해낼 수 있다.

뇌의 기능이 외부의 조건에 의해 잠시 약해진 상태이다. 과도한 업무로 인한 신체의 컨디션 저하, 수면 부족 등의 이유이다. 이러한 문제가 해결되면 건망증도 사라진다.

그러나 장기적으로, 지속적으로 건망증이 나타난다면 문제이다.

둘째, 해마 손상이 심각한 지경에 이른 치매이다.

뇌과학자에 의하면, 해마는 나이가 들면 약 13퍼센트 줄어든다. 기억력 저하는 자연스런 현상일 뿐 질병으로 볼 수 없다.

다만 일반적 수치를 넘어선다면, 해마 세포 퇴화가 급격히 이뤄졌다는 뜻이다. 이때 나타나는 증상이 치매이다. 기억을 떠올릴 만한 단서를 제공해도 기억해내지 못하는 상태이다.

### 건망증은 뇌 건강에 문제가 있다는 신호

건망증은 의학적으로 기억장애이다. 일시적 기억력 저하인 셈이다.

여러 가지 일을 하면서 뇌가 과부하 상태가 될 때, 집중하지 않은 채 습관적으로 행동할 때, 스트레스가 극심해도 나타난다. 중년 이후의 건망증은 뇌가 노화하면서 일어나는 자연스런 현상이기도 하다. 건망증은 일상생활에 큰 지장을 주진 않는다.

건망증을 예방하기 위한 방법이 있는가?

미국 일리노이대학 의대 연구팀의 연구 결과를 주목할 필요가 있다. 일반인 210명에게 1주일에 3회 1시간씩 걷기를 시켰다. 3개월 뒤 기억을 담당하는 뇌세포의 활동 상태를 조사했다. 자신의 연령대 평균치보다 젊은 활동력을 보였다. 기억력이 개선된 결과였다.

건망증과 달리 치매는 뇌가 손상된 질환이다. 지속적 기억력 감퇴를 일으킨다. 본인이 자신의 상태를 인식하지도, 인정하지도 않는다. 당연히 정상적인 생활을 하지 못한다.

건망증이라고 안심할 상황은 아니다. 무심코 넘기지 말아야 한다. 건망증은 치매라는 괴물이 문을 두드리는, 뇌 건강에 문제가 있다는 신호일 수 있기 때문이다.

동년배에 비해 증상이 심하거나 빈도가 잦다면 의료기관을 찾아 뇌 검진을 받아야 한다. 보건소에서 60세 이상은 무료로 검진을 해준다.

그러나 치매로 진행 중이라면, 본인 스스로 나서는 경우가 드물다. 주위의 도움이 필요하다. 특히 자녀가 부모의 상태를 파악할 안목을 지녀야 한다.

### 어느날 갑자기 몹쓸 며느리가 되다

시아버지, 시어머니, 친정 큰할머니, 할아버지, 할머니.

필자는 다섯 분의 치매 환자를 겪었다. 다섯 분 모두 처음에는 단순한 건망증으로 여겨졌다. 시간이 지날수록 치매로 진전이 되었다.

주위에선 필자를 두고 말한다. 치매 예방 교육을 나선 것이 정해진

운명이라고. 필자 역시 내심 동의한다. 친정과 시댁에서 다섯 분 어르신의 치매를 지켜보면서 치매의 심각성을 누구보다도 잘 알았다. 또한 보호자들이 감당해야할 고통이 얼마나 극심한지, 경험을 통해 뼈저리게 실감했다.

필자의 시어머니는 이렇게 시작되었다.

"점심을 굶었더니 몹시 허기가 지는구나. 얼른 밥 차려라."

황당했다. 점심으로 비빔국수를 맛있다며 두 그릇이나 드셨기 때문이다. 그럼에도 단순히 넘겼다. 국수는 워낙 쉽게 소화되니까 그럴 수 있다고 생각했다.

그러나 곧 심각한 지경이 되었다. 며느리가 도통 밥을 주지 않는다며, 동네 이집 저집에서 밥을 얻어먹었다.

사정도 모르는 어르신들에게 필자는 천하에 몹쓸 며느리가 되고 말았다. 소문은 진실보다 발이 더 빠른 법이다. 주위의 시선이 단박에 싸늘해졌고, 대놓고 비난하기도 했다.

이런 일도 있었다. 동네 구멍가게에 들렀는데 주인 어르신에게 심한 욕을 듣고 쫓겨났다. 너 같은 불효막심한 것에게는 물건을 팔 수 없다고 했다. 당해보지 않은 이들은 모른다. 대범치 못한 필자는 사람들을 피하게 되었고, 우울증까지 겪어야 했다.

### 해마의 신경세포는 살아날 수 있다

해마의 손상이 깊어지면 결국 치매로 진전된다. 그러므로 해마를 건강하게 지키는 것이 곧 치매를 예방하는 길이다.

그동안 나이가 들면 뇌의 신경세포가 감소한다고 알고 있었다. 해마 역시 마찬가지로 판단했다. 그러나 최근 발표된 연구에 의해 그릇된 인식임이 밝혀졌다.

일정한 조건을 부여한다면, 해마 주변에 새로운 신경세포가 생겨난다. 오래된 신경세포 간에 새로운 연락망이 만들어지고 뇌의 혈류량을 증가시켜 기능이 향상된다.

건강한 해마를 위한 일정한 조건이란 무엇인가?

첫째, 충분한 수면이다.

뇌로 들어오는 새로운 정보들은 정리되고 통합되어 하나의 또 다른 기억을 만들어 낸다. 단기기억에서 장기기억으로 이어진다. 특이하게도 이러한 과정은 주로 밤에 숙면을 취할 때 이뤄진다. 다시 말해, 충분한 수면은 기억을 관장하는 해마에 지대한 영향을 준다는 의미이다. 건강한 해마를 위해 충분한 수면이 중요한 것이다.

수면을 제대로 취하지 못하면 베타아밀로이드라는 독성 물질이 급속하게 퍼져 해마에 타격을 준다. 베타아밀로이드는 치매를 유발한다고 알려져 있다.

둘째, 해마에 악영향을 미치는 것으로 스트레스를 꼽을 수 있다.

스트레스는 신경전달 물질 분비를 방해하는 코티솔 수치를 높인다. 결국 해마에 손상을 입힌다. 뇌 혈류량이 줄면서 뇌세포가 죽고 재생이 영구적으로 불가능해질 수도 있다.

셋째, 가장 중요한 요소인 교육이다.

해마는 호기심에 적극적으로 반응하는 성향이 있다. 무엇인가를 배우고 시도하려는 호기심을 해결하기 위해선 기억력을 사용해야 한다. 들어온 정보를 저장하고, 판단하고, 그 정보를 다시 떠올리는 행위가 결국 해마를 활성화시킨다. 늙었다고 배움을 멈추지 말아야 할 이유가 여기에 있다.

### 사용하라, 그렇지 않으면 잃을 것이다

이를 뒷받침해 줄 연구 사례가 있다.

런던대학의 엘리노어 맥과이어 교수는 다음과 같은 의문을 품었다.

과연 뇌세포는 훈련을 통해 다시 재생될 수 있을까?

의문의 해답을 찾기 위해 그는 런던의 택시기사를 연구 대상으로 삼았다. 런던의 택시기사들은 여느 나라의 경우와 다르다. 기사로 채용되기까지는 많은 훈련을 받아야 한다. 런던 시내 지도는 물론이고 평상시 자주 이용하는 노선들을 완벽하게 익혀야만 시험에 합격할 수 있다. 최소한 2년 정도는 열심히 공부를 해야만 가능하다.

맥과이어 교수는 택시기사들의 뇌를 MRI로 검사했다. 일반인들과 비교해 놀라운 결과를 얻었다. 매일 길 찾기 훈련을 받은 기사들의 해마는 일반인보다 훨씬 크다는 사실을 알게 되었다. 그리고 베테랑 기사일수록 해마의 부피가 더 컸다. 결국, 머리를 쓰면 쓸수록 뇌세포가 늘어난다는 사실을 증명한 셈이었다.

뇌는 늙지 않는다. 늙지 않게 노력만 하다면 언제든 활기차고 건강하게 유지할 수 있다.

신경과 의사 리처드 레스텍은 '두뇌 운동'이라는 저서에서 이렇게 기술했다.

"두뇌는 많이 쓸수록 더 잘 움직이고 우리의 기분 역시 좋아집니다. 게다가 두뇌는 다른 신체 기관과는 대조적으로 반복해서 사용해도 결코 닳지 않습니다. 자극을 주면 줄수록 오히려 더 좋아집니다. 이러한 관찰을 바탕으로 두뇌의 활동에 대한 기본 원칙 하나를 찾을 수 있습니다. 그것은 '사용하라, 그렇지 않으면 잃을 것이다'라는 것입니다."

# 치매, 암보다 더 무서울까?

치매란 라틴어 'Dementia'에서 유래된 말로, 정신이 없어진 상태를 일컫는다. 곧 인지기능의 상실을 의미한다.

인지기능은 기억력, 판단력, 사고력, 언어 구사 능력, 시공간 파악 능력이다. 뇌의 특정 부위와 밀접하게 연관되어 있다. 그러므로 치매는 뇌의 손상으로 인해 인지기능이 지속적으로 저하되는 상태이다. 결국 일상생활에 심각한 지장을 초래하는 질병이다.

어리석을 '치'자에 어리석을 '매'자를 써서 '치매(癡呆)'라고 한다. 일제 시대에 만들어진 용어를 그대로 사용하고 있다. 명명 자체에 경멸감과 부정적인 느낌을 준다. 하루 속히 바뀌었으면 하는 바람이다. 최근 국회의 '치매 관리법 개정안'에서 치매를 '인지장애증'으로 바꿔 명명하려는 방안이 추진 중이라니 반가운 소식이다.

한 여론조사 기관에서 1,000명을 대상으로 설문조사를 실시했다.

가장 두려움을 느끼는 질병은 무엇인가?

연령대에 따라 달리 나타났다. 50대 미만은 첫 번째로 암을, 두 번째로 치매를 꼽았다. 그러나 50대 이상은 치매를 단연 첫째로 꼽았다. 암보다 치매를 더 염려하고 있는 것이었다.

치매는 누구나 걸릴 수 있다.

그러나 노력에 따라 얼마든지 막을 수도 있다. 치매는 생활 습관에 따라 크게 영향을 받아서, 유전적인 요인보다는 후천적인 요인이 더 크게 작용하기 때문이다.

생활 습관만으로 치매는 예방할 수 있다. 평소 우리가 어떻게 생활하는가에 따라 결정이 된다. 따라서 중년 이후 치매의 위험 속에 있다면, 그 이전 생활 습관에 문제가 있었다는 의미이다.

### 치매는 생활 습관에서 비롯된 병

예외 없이 누구나 치매에 대해 미리 대비해야 한다. 특히 일상에서 생활 습관을 바로잡아야 한다. 바른 생활 습관 속에서 긍정적인 태도를 갖다보면 팔과 다리에만 근육이 생기는 것이 아니다. 우리 뇌 속에도 긍정 신경망이 두툼하게 형성이 된다.

우리나라 치매 최고 권위자이신 서울 삼성병원의 나덕렬 교수는 20년 동안 치매 환자를 치료하고 관리하며 연구를 했다.

일반인을 두 그룹으로 나눠 검사를 했다. A그룹은 긍정적인 생활 태도를 지닌 분들의 MRI를 찍었다. 다른 B그룹은 반대로 부정적인 생활 태도에 익숙한 분들의 MRI를 찍어봤다.

결과는 확연했다. A그룹의 뇌는 선명한 빛으로 깨끗했다. 손상을 입은 흔적도 없었다. 움직임도 분명하고 활기찼다.

반면 B그룹의 뇌는 색이 탁했고, 잔주름이 많았다. 여기저기 손상된 흔적도 드러났고 전체적으로 움직임이 약했다.

나교수는 A그룹의 뇌를 두고 '뇌미인'이라고 말했다. 멋진 표현이 아닐 수 없다. 뇌미인은 치매의 안전지대에 있는 셈이다. 혹여 치매가 오더라도 예쁜 치매가 온다.

치매는 생활 습관에서 비롯된 병이다. 그릇된 생활 습관이 뇌를 손상시키고 활기를 떨어뜨린다. 그러므로 뇌미인이 되는 방법은 분명하다. 생활 습관을 바로잡는 것이다. 결국, 좋은 생활 습관과 긍정적인 마음가짐을 가진 사람은 치매에서 멀찍이 떨어져 있는 셈이다.

### 당뇨는 치매 발병률을 2배나 높인다

세계는 지금 3초에 1명씩 치매 환자가 발생하고 있다. 우리나라는 12분마다 1명씩, 하루에 120명, 1년 태백시 인구(45,000명) 만큼의 치매 환자가 급증 하고 있는 셈이다.

더욱 어두운 점은 앞으로의 전망이다. 20년마다 2배씩 증가해 65세 이상 10명 중 1명이, 85세 이상 2명 중 1명이 치매 환자가 될 것이다.

필자가 살고 있는 전남 지역도 치매 환자가 심각한 실정이다. 농촌에는 젊은이들이 도시로 떠나고 노인들만 거주하다 보니 치매 환자의 수가 당연히 많을 수밖에 없다.

전체 인구 중 65세 이상 노인 인구가 차지하는 비율이 7퍼센트이면 고령화 사회로 부른다. 14퍼센트를 차지하면 고령사회, 20퍼센트를 차지하면 초고령사회로 진입하게 된다.

우리나라는 2026년이면 초고령화사회가 된다. 그러나 전남 지역은 이미 22퍼센트로 초고령화사회에 진입한 상태이다. 전남 고흥의 경우 40퍼센트이며, 각 마을 단위로 보면 60퍼센트에 달한다.

전 세계 유래를 찾아보기 힘들 만큼 치매 환자가 급증 하고 있는 것이 우리의 현실이다.

단지 고령화사회 때문만은 아니다. 식생활의 변화에서도 원인을 찾을 수 있다. 서구화된 식생활로 고혈압, 당뇨환자가 급증하고 있다.

특히 당뇨가 문제이다. 당뇨가 있다고 해서 꼭 치매로 가는 것은 아니지만, 4, 50대 당뇨를 방치를 하다보면 치매로 갈 확률은 두 배 이상 높아진다.

알츠하이머 치매로 진전되기 쉬운 당뇨는 뇌에 쓰레기가 쌓여서 신경세포 간 네트워크 형성에 문제를 일으킨다. 쓰레기를 치워줄 수 있는 인슐린 분비가 원활히 이뤄지지 않기 때문이다. 따라서 치매 예방을 위해서는 먼저 당뇨부터 막아야 한다.

혈관을 얼마나 깨끗하게 관리하고 유지하는가에 따라 치매의 위험도가 결정된다. 7, 80세에 치매가 왔을 경우 우리 뇌에서는 4, 50세에 이미 쓰레기가 쌓이기 시작한 것이다. 미리미리 대비해 생활 습관을 바꿔야 한다. 식생활을 바로잡고, 운동을 열심히 하면 치매의 공포로부터 해방될 수 있다.

### 뇌관리가 곧 치매 예방

'우리 것은 소중한 것이다'라는 광고 문구가 있었다. 우리 뇌는 정말 소중한 곳이며, 뇌 관리가 곧 치매 예방이다.

깜짝 놀란 일이 있었다. 해병대에서 강의를 할 때였다. 강의 주제는 감사하는 긍정적인 마음이 뇌에 미치는 영향이었다. 쉬는 시간, 장병들이 게임을 하는 모습을 보았다. 승패가 가려질 때마다 벌칙으로 상대의 이마를 손가락으로 튕겨 때리는 거였다.

수업이 재개되었고, 필자는 장병들에게 물었다.

"기업이나 기관마다 CEO가 있습니다. 리더인 CEO에 따라 미래가 달라집니다. 그럼 여러분 몸속의 CEO는 어디에 있을까요?"

역시 젊은 친구들답게 머리, 뇌라고 대답했다.

"뇌에서도 전두엽입니다. 실시간으로 들어오는 정보들을 과거에 저장했던 것들과 총괄 분석 편집해서 무엇을 어떻게 할지 결정을 합니다. 이렇게 소중한 뇌에 아무렇지도 않게 충격을 주면 되겠습니까?"

장병들은 숙연한 분위기에서 고개를 끄덕였다.

1972년 버터와 스나이더 박사는 원숭이를 대상으로 흥미로운 실험을 했다.

여러 원숭이 무리 중에서 각각의 우두머리들을 골랐다. 일부는 앞쪽 뇌에 충격을 줘서 돌려보냈고, 나머지는 그냥 돌려보냈다. 얼마 후 무리로 돌아간 각각의 우두머리들을 확인했다.

앞쪽 뇌에 충격을 줘서 보냈던 우두머리는 무리에서 최하위 서열로 떨어져 있었다. 또한 오래지 않아 죽고 말았다. 그러나 그냥 돌려보낸 우두머리들은 예전 그대로의 서열을 유지한 채 제 역할을 담당했다.

인간도 마찬가지로, 전두엽에 손상을 입으면 인간다움을 잃어버리게 된다. 후두엽에 약간 손상이 있을지라도 전두엽이 정상이면 인지 기능을 수행할 수 있다.

장병들에게 다시 질문을 던졌다.

“여러분은 치매, 하면 누가 떠오르며 걱정이 됩니까?”

“할머니, 할아버지요.”

“아, 그래요. 저는 왜 여러분들이 더 걱정이 될까요. 손에 들려 있는 핸드폰, 귀에 꽂힌 이어폰, 날마다 보고 또 보는 텔레비전과 컴퓨터. 이러한 것들이 먼 훗날 치매로 이어진다는 사실을 알아야 합니다. 과도한 사용은 바로 뇌에 충격을 가하는 것입니다.”

사실이었다. 그동안 치매는 중년 이후에나 해당된다고 여겨왔다. 그러나 많은 젊은이들이 뇌 충격으로 손상이 진행되고 있다. 10대의 디지털 치매, 30대 초반의 초로기 치매가 급증하고 있는 실정이다.

치매 예방은 뇌 건강을 유지하고 지켜나가는 것이다. 일찌감치 시작해야 한다. 빠르면 빠를수록 좋다.

# 뇌는 과연 늙지 않을까?

뇌도 다른 신체처럼 늙어 가는가?

중년에 이르면 단어를 떠올리는 게 어렵고, 사물의 이름이 잘 생각나지 않는다. 이런 현상들은 뇌의 노화로 건망증이 시작되고 기억력이 떨어진 탓일까?

오랜 세월 그렇다고 생각해왔다. 나이가 들면 더 이상 뇌세포의 재생이 불가능하다고 여겼다.

그러나 과학이 발달하면서 뇌의 신비가 속속 밝혀지고 있다. 놀랍게도, 뇌는 신체 중에서 늙지 않는 유일한 장기다. 오히려 뇌는 마지막 순간까지 계속 성장한다. 이를 단적으로 보여주는 것이 뇌의 '미엘린'이다.

미엘린은 신경섬유를 감싼 것으로 전선의 피복을 생각하면 된다. 신경세포 사이의 연결망을 형성해 주는 역할을 한다. 미엘린의 상태에 따라 신경전달 속도가 정해진다. 주목할 점은 한번 형성된 미엘린은 사라지지 않는다는 사실이다. 계속 덧입혀진다. 그러므로 사용하면 할수록 두께가 더해지고, 전달 속도 역시 빨라진다.

뇌손상이나 질병이 아니라면 미엘린은 계속 성장한다. 즉, 우리가 뇌를 사용한 만큼 신경 연결망은 계속해서 일을 하는 셈이다.

이미 100세 시대에 접어들었다. 유병장수가 아닌 무병장수가 관건이다. 우아한 노후는 무엇보다 뇌를 어떻게 관리하느냐에 달려 있다. 뇌는 성장을 멈추지 않는다. 뇌 관리를 통해 인생 2막, 3막의 시대를 활기차게 열어가야 할 것이다.

### 수녀 연구를 통해 밝혀진 뇌의 비밀

데이비드 스노든 박사는 알츠하이머 분야의 세계적인 권위자이다. 켄터키대학교 신경학과 교수로 샌더스 브라운 노화연구소에서 치매에 대해 연구를 했다.

노화와 죽음에 이르기까지 두뇌는 어떻게 변화되는가?

스노든 박사는 먼저 미국 '노트르담 교육 수녀회' 소속 수녀들을 연구의 대상으로 삼았다. 수녀들의 교육 수준과 생활 방식이 비슷하다는 점에 주목했다. 일반인의 경우 각기 다른 생활 방식과 교육 수준으로 정확한 결과를 얻기 어렵다고 판단한 것이다.

스노든 박사는 수녀들의 삶을 추적 조사하였다. 1986년부터 2000년까지 14년에 걸쳐 진행되었다. 65세부터 75세까지의 수녀 1,027명에게 1년에 한 번씩 인지 검사를 실시했다.

수녀들은 어린 시절부터 노후까지의 진료기록과 개인의 내력들을 연구에 사용하도록 허락했다. 또한 678명의 수녀들이 사망 후 뇌를 분석할 수 있도록 기증했다.

“우리는 수녀가 되면서 자식을 갖지 않겠다는 어려운 선택을 했습니다. 우리의 뇌를 기증함으로써 알츠하이머병의 수수께끼를 밝히는데 도움을 줄 수 있고, 새로운 방식으로 다음 세대에게 생명의 선물을 줄 수 있습니다.”

이러한 수녀들의 도움으로, 뇌 부검을 통해 스노든 박사는 한 가지 사실을 알아냈다. 건강한 여성의 뇌의 무게는 1,100~ 1,400그램인데 반해, 치매 환자의 경우 1,000그램 미만이었다. 치매가 진행되면서 뇌 조직이 파괴되고 위축되기 때문이었다.

또한 스노든 박사는 연구를 하면서 두 명의 수녀를 통해 흥미로운 연구 결과를 밝혀냈다.

로즈 수녀는 50년 넘게 초등학교 교사로 생활했다. 그녀는 인지 검사에서도 항상 높은 점수를 받았고 100살로 사망하기 직전까지 건강한 뇌를 유지했다.

85세 이상 미국인의 경우 45퍼센트가 치매를 앓고 있다. 로즈 수녀가 100세에도 치매에 걸리지 않은 비결은 무엇일까. 꾸준하게 뇌를 사용해 왔기 때문이었다.

다른 한 명은 베르나데트 수녀였다. 그녀는 81세에서 84세까지 인지 검사를 치르는 동안 모두 최고의 성적을 거뒀다. 85세에 심장마비로 세상을 떠났는데 뇌를 부검하였을 때 놀라운 일이 발견되었다.

그녀의 뇌에는 베타아이밀로이드의 플라크가 무수히 많이 형성이 되어 있었다. 이미 심각한 알츠하이머의 환자였던 것이다. 그럼에도 불구하고 어떻게 인지 검사에서 우수한 성적을 거둘 수 있었을까. 스노든 박사의 연구에 따르면, 바로 인간의 뇌가 지닌 복원 능력 때문이었다. 이 능력을 두고 인지적 비축분이라고 정의했다.

뇌는 어려운 상황에 처해 있을 때 바로 보조 발전기를 돌리는 역할을 하듯 인지적 비축을 한다. 규칙적인 운동과 지적호기심이 끊임없이 뇌의 연결망을 형성하도록 돕고, 뇌의 손상된 부분을 복구해 나가는 것이다.

### 치매를 막아주는 인지예비능

뇌의 건강을 유지하기 위해서는 무엇이 필요한가?

인간은 세상에 태어남과 동시에 뇌의 신경세포들 사이에 연결 통로가 만들어진다. 자주 이용하는 도로는 고속도로처럼 견고하게 만들지만 그렇지 않은 도로는 차츰 없어지게 된다.

뇌의 연결망도 동일하다.

신경회로들은 서로 접속을 통해 네트워크를 형성하게 된다. 사용하면 사용할수록 뇌의 신경회로는 더 활발해진다. 이를 통해 위기 상황에도 대처할 수 있는 능력을 갖추게 된다. 이렇게 모인 부분이 바로 인지적 비축분이다.

이를 일컬어 인지예비능이라고 한다. 다시 말해 뇌의 노화를 대비해 평소 사용되지 않는 뇌의 대체 네트워크를 활용하는 능력을 말한다.

케임브리지대학의 임상 신경과학 연구팀이 흥미로운 연구를 했다. 치매 환자 1만7천 명과 일반인 3만7천 명의 유전자를 분석했다. 알코올, 흡연, 교육 수준, 비타민D 등 치매와 연관이 있다고 알려진 9백여 개의 유전자 변이가 치매에 어떠한 영향을 미치는가를 살펴보았다.

과연 어떤 요인이 핵심이었을까?

해답은 교육 수준이 가장 깊은 연관이 있는 것으로 드러났다.

교육 수준이 1년 늘어날 때마다 치매의 위험은 11퍼센트 줄어든다. 이유는 바로 인지예비능 때문이다. 인지예비능이 높은 사람은 낮은 사람에 비해 치매 발생 위험이 46퍼센트나 낮다. 교육을 통해 축적되는 인지예비능이 결국, 치매를 억제한다는 의미이다.

교육 수준이라고 하면 지레 염려하는 어르신들이 있다. 고등교육을 받지 못했다고 해도 낙담할 필요가 없다. 성인이 된 이후라도 다시 학습을 받는다면 인지예비능은 향상된다.

### 뇌는 늙지 않는다

배워야 산다.

아니, 배워야 뇌가 살아난다.

인지예비능이 뇌의 건강을 좌우한다. 인지예비능은 교육을 통해 축적된다.

나이 들수록 단순하게 살기보다는 다양하게 영역을 넓혀 살아야 할 이유이다. 죽을 때까지 끊임없이 배우는 교육열을 가져야 한다. 이것이 바로 뇌를 건강하게 만드는 비결이요, 우아한 노년을 대비하는 지름길이다.

어르신을 대상으로 치매 예방 교육을 오랫동안 진행하면서 깨달은 점이 있다.

시간이 지날수록 어르신들의 모습이 긍정적으로 변한다는 사실이다. 학습 효과가 처음 시작했을 때와는 달리 엄청난 차이를 보인다. 받아들이는 속도 역시 나날이 향상된다. 뇌는 퇴화하는 게 아니라 성장 발전한다는 점을, 어르신들을 통해 온몸으로 느끼고 있다.

뇌는 늙지 않는다. 나이 탓을 하며 배우기를 멈추는 순간 늙기 시작한다. 그렇다. 치매 예방 교육은 한순간에 그쳐야 할 것이 아니다. 지상에서의 마지막 순간까지 끊임없이 계속되어야 한다.

# 치매, 아는 만큼 막을 수 있다

### 1) 알츠하이머 치매란?

평생 농부로 살아온 정판술(가명, 65세)씨는 요즘 가슴이 미어진다. 아내 때문이다.

어느 날부터 아내가 그를 의심하기 시작했다. 누구누구와 외도를 했다며 억지를 부렸다. 아내는 밤마다 누가 자기를 죽이려 한다고 소리를 질러댔다. 이웃이 들을까 봐 가슴을 졸여야 했다. 하지만 온 동네가 알고 말았다. 만나는 사람에게 닥치는 대로 차마 입에 담을 수조차 없는 욕을 퍼부었기 때문이었다.

처음엔 싸움도 많이 했다. 그게 치매라고는 상상도 못했다. 어느덧 7년이 되었다. 그동안 단 하루도 마음 놓고 지낼 수 없었다.

왜 하필 몹쓸 병이 아내를 찾아왔을까. 하늘을 보며 원망도 많이 했지만 소용없는 일이었다. 자식들은 요양원에 입원을 시키자고 했다. 그때마다 그는 고개를 저었다. 자신이 힘 닿는 데까지 해 보겠노라고 했다.

가난한 집에 시집을 와 고생만 잔뜩 한 아내였다. 아픈 아내를 지켜보자니 미안하고, 안쓰러웠다. 남편으로서 죽을 때까지 간호를 해야 조금이나마 빚을 갚는 셈이라고 각오했다.

그러나 한계를 인정해야 했다. 더 이상은 힘들고 지쳐서 서로에게 좋은 방법을 찾을 수밖에 없었다.

요양원으로 들어가기 전, 아내에게 제대로 된 식사를 먹이고 싶었다. 마지막으로 시내 한정식 집에서 가족이 한자리에 모였다. 가족들은 당연한 결정으로 받아들였다. 그러나 그는 아내에 대한 안타까움과 죄책감 때문에 차마 밥을 넘길 수 없었다.

정판술씨의 아내가 바로 알츠하이머 치매에 해당된다.

알츠하이머 치매는 독일 정신과 의사 알로이드 알츠하이머(Alois Alzheimer) 박사에 의해 발견되었다.

정신과병동에 아우구스테 데터(1850~1906년)가 입원을 했다. 그녀는 평범한 가정 주부였다.

40세가 되던 해부터 남편의 부정을 의심하기 시작했다. 집을 나서면 길을 찾지 못해 헤매고 다녔다. 지금 자기가 어디에 있다는 사실조차도 알지 못했다. 누가 자기를 죽이려 한다고 방구석에 숨어 있기도 했다. 주위에 있는 물건들을 집어 던지는 등 난폭한 행동까지 보였다.

알츠하이머 박사는 기이한 행동을 하는 그녀를 주의 깊게 살폈다.

그녀와 대화하던 중 인지부분에 상당한 문제가 있다는 걸 알게 되었다.

그녀의 병을 자세히 기록하기 시작했다. 시간이 지날수록 증상들은 점점 악화 되었다. 마침내 사지가 마비된 채 침대에 누워 지냈다. 대소변을 가리지도 못하게 되었으며 끝내 1906년 4월 8일 사망했다.

알츠하이머 박사는 가족들과 상의 끝에 그녀의 뇌를 기증 받았다. 뇌를 열어봤더니 심각하게 손상이 돼 있었다. 뇌에 퇴적물이 많이 쌓여 있는 점도 알아냈다. 이를 학계에 보고했고, 본인의 이름을 따서 알츠하어머(Alzheimer)병으로 명명하였다.

### 60퍼센트를 차지하는 알츠하이머 치매

알츠하이머 치매는 우리나라 치매 환자 중 60퍼센트를 차지한다. 뇌퇴행성 질환으로 기억력 장애, 혼동, 공간 지각력 장애, 시간과 장소와 상황을 올바로 인식하는 능력인 지남력 장애, 계산능력 저하, 판단력 저하 등의 증상을 보인다. 망상과 환각 증세를 나타내기도 한다.

젊을수록 진행속도가 빠르다. 먼저 기억력 장애로부터 시작해 자신이 어느 곳에 살고 있는지도 모르게 된다. 터무니 없는 일로 상대를 의심하고 물건을 이리저리 끌고 다니면서 감추기도 한다. 또한 누군가를 도둑으로 몰아 괴롭힌다. 환시, 환청이 나타나 누군가 자기를 죽이려고 한다고 큰소리를 지르기도 한다. 대부분 오래 전 일은 기억하는데 최근 기억은 못하게 된다.

병의 증세를 완화하거나 중지시킬 수 있는 치료법이 아직은 없다.

치매 예방 교육을 다니면서 안타까운 생각이 들 때가 많다. 보호자가 자녀일 경우에는 더더욱 그렇다.

치매 환자는 서너 살 수준으로 인지기능이 내려간다. 당연히 행동도 그 수준에서 이뤄진다. 그러나 대부분의 자녀들은 이를 인정하지 못한다. 서너 살이 되어버린 부모님의 눈높이에 맞춰야 하건만 그러질 않는다. 여전히 그 나이의 정상적인 부모님으로 생각한다. 그로 인한 갈등이 많이 발생하게 된다. 치매 부모님을 서너 살 수준으로 받아들여야 갈등이 생기지 않는다. 아이와 다투는 어른이 없듯이.

치매는 다시 어린아이로 돌아가는 병이다. 어른이 다시 어린아이가 되는 병, 그래서 사랑이 필요한 병이다.

### 여성에게 발병 빈도가 높은 알츠하이머치매

필자는 나이에 비해 빠르게 손자를 봤다. 눈에 넣어도 아프지 않을 손자이건만 필자를 데면데면하게 대한다. 강의로 바쁜 일정을 보내다 보니 손자와 함께 지내며 사랑해 줄 시간이 부족한 탓이다.

필자에 비해 할아버지에게는 싱글벙글 웃으며 감정을 표한다. 어린아이라도 할아버지의 마음을 느낌으로 알아차렸으리라.

치매 환자에게도 비슷한 점이 있다. 누가 자신을 진심으로 대하는지 알고 있다. 치매 환자일지라도 대소변을 치울 때 아무에게나 맡기지 않는다. 본인 생각하기에 편안한 사람, 진정한 사랑으로 대해 주는 사람에게만 허락한다. 그렇지 않을 경우 거부하고, 화를 내기도 한다.

치매 환자를 대할 때는 진심어린 사랑으로 대해야 한다. 인지기능이 떨어졌을지라도 본능에 가까운 느낌으로 상대의 마음을 알아차리기 때문이다.

환자가 무엇을 원하는지를 알고 소통을 해야 한다. 환자 입장에서 공감대를 형성해줘야 한다. 쓸데없는 소리한다고 억누르면 절대 안 된다. 그러한 태도가 환자를 더 심각한 상황으로 몰아간다.

치매 부모님을 모시는 자녀들은 날마다 힘겨운 과정을 겪어야 한다. 그럴수록 마음가짐이 중요하다. 단지 서로의 역할이 바뀌었을 뿐이라고 생각해야 한다. 어릴 적 부모님에게 사랑을 듬뿍 받았다면 그 사랑의 빚을 갚을 때로 받아들여야 한다.

알츠하이머 치매는 남자보다 여자에게 발생 빈도가 높다. 따라서 아내를 남편이 돌봐야 하는 경우가 많다. 사랑하는 내 아내를 지켜주는 일! 남편들이 치매에 대해 제대로 알아야만 가능하다. 그러므로 특히 남성들이 치매 예방 교육에 관심을 가져야 한다. 치매 지식이 없다면, 그야말로 원수 같은 아내가 되고 만다. 갈등이 깊어지고 가족 붕괴까지 불러온다.

### 알츠하이머 치매 자가진단

초기 알츠하이머의 경우, 일상생활을 주의 깊게 살피지 않으면 알아내기 어렵다. 미리 치매 선별 검사지를 통해 병의 증상을 확인해 보는 것이 좋다.

1. 오늘은 몇 월이고, 무슨 요일인지 잘 모른다.

2. 자기가 놔둔 물건을 찾지 못한다.

3. 같은 질문을 반복해서 한다.

4. 최근 약속을 잊어버린다.

5. 물건을 가지러 갔다가 잊어버리고 그냥 온다.

6. 하고 싶은 말이나 단어가 잘 떠오르지 않는다.

7, 대화 중 내용이 이해되지 않아 반복해서 물어본다.

8. 잘 아는 길도 헤매게 된다.

9. 예전에 비해 계산 능력이 떨어진다.

10. 성격이 갑작스레 변한다.

11. 일상의 도구와 전자제품 등의 사용이 불가능하다.

12. 예전에 비해 정리 정돈을 하지 못한다.

13. 계절에 맞게 옷을 선택해 입지 못한다.

14. 혼자 대중교통을 이용해 목적지에 가기 힘들다.

15. 속옷이나 겉옷을 좀처럼 갈아입지 않으려고 한다.

16. 어떤 일을 하고 기억이 나지 않아 재차 확인한다.

17. 예전에 비해 말수가 적어진다.

18. 익숙했던 일은 잘 하지만, 새로운 일은 하기 힘들어 한다.

위 질문에서 10개 이상에 항목에 해당된다면 치매의 초기 증상으로 경도 인지장애를 의심해 봐야 한다. 가까운 보건소나 전문병원을 방문하여 검진을 받아보는 것이 좋다.

알츠하이머의 경우 근본적인 치료법이 아직 개발되지 않았다. 그러나 조기 발견해 치료한다면 증상을 완화시키고 악화되는 속도를 지연시킬 수 있다.

### 2) 혈관성 치매

혈관성 치매는 뇌혈관 질환으로 발생하는 치매이다. 뇌경색, 즉 뇌로 연결된 혈관이 막히거나 좁아진 상태에서 피가 잘 통하지 않아 뇌가 손상을 입는 경우이다.

전체 치매의 30퍼센트를 차지하고 있다. 노년으로 갈수록 증가하고 있으며 여자보다는 남자에게 흔하다.

알츠하이머 치매는 진행을 막을 수가 없다. 반면 혈관성 치매는 가능하다. 중증이 아니라면 적절한 치료를 통해 어느 정도 증상을 호전시킬 수 있다. 그러나 완치는 어렵기에 치료보다는 예방에 초점을 맞춰야 한다.

혈관성 치매를 예방하기 위해선 먼저 뇌경색의 요인들을 살펴야 한다. 고혈압, 당뇨, 고지혈증, 흡연, 비만, 운동 부족 등이다. 이러한 요인들을 조심하고 조절하는 것이 곧 혈관성 치매 예방법이다.

예방을 위해선 드러나는 증상을 파악하는 것이 중요하다. 사전 지식을 통해 어떠한 변화가 나타나는지를 주의 깊게 살펴야 한다.

먼저 인지장애가 갑작스레 발생한다. 사물과 상황을 분별할 능력을 상실하는 것이다. 발음이 불명확해진다. 물과 음식을 섭취할 때 흘리거나 사래에 자주 걸린다. 얼굴 표정의 변화를 제대로 드러내지 못한다. 성격도 주목해야 한다. 신경질적으로 변하거나 화를 잘 내거나 충동적인 행동을 하는 경우이다. 말수가 급격히 줄어들거나 만사를 귀찮게 여긴다. 게을러지고 틈만 나면 잠을 자려든다. 이러한 증상들을 보인다면 혈관성 치매를 의심해야 한다.

필자는 시내를 약간 벗어난 동네에 살고 있다. 아버님이 조그만 텃밭을 하나 가꾸며 살고 싶다고 해서 마련한 한옥이다.

처음은 낯설었지만 다행히 주변에 좋은 분들이 함께해 쉽게 적응했다. 특히 이웃에 얼굴도 예쁘고 성품도 좋은 초로의 부인이 거주해 서로 오가며 정겹게 지냈다.

딸만 다섯을 둔 부인은 혈압이 높았다. 밥은 굶어도 혈압 약은 꼭 챙겨 드시라고, 필자는 노래를 부르듯이 말하곤 했다. 친정어머니 역시 혈압으로 떠나보낸지라 항상 불안했다.

아니나 다를까, 어느 날 부인이 쓰러졌다. 병명은 뇌경색. 그때만 해도 정상으로 돌아오기가 참 힘들었다. 골든타임을 놓쳤다. 부인은 그

나마 걸음이라도 혼자 조금씩 걸을 수 있어서 다행이라고 했다.

엄마가 조금씩 좋아진다는 기대감에 딸들은 곁에서 열심히 재활운동을 도왔다. 그러나 어느 순간부터 운동을 아예 하지 않으려 들었다. 가족의 간청과 성화에도 도통 응하지 않았고, 딸들도 차츰 포기하게 되었다. 그렇게 15년이 흘렀다. 지금은 휠체어에만 의지하는 상황이 되었다.

뇌경색 같은 경우 재활운동을 열심히 해야 한다. 본인의 정신력에 달려 있다. 실제로 뇌경색으로 고생하다 정상인에 가깝게 회복된 사례는 많다. 강한 의지로 극복해낸 것이다.

우리는 다리가 걷는다고 생각한다. 사실은 뇌가 걷는다. 스스로 마음속으로 포기한다면 육신도 그 명령을 좇는다.

치매 예방 교육을 다니면서 어르신들에게 묻곤 한다.

"이 세상 주인공은 누구죠?"

"우리 아들, 우리 손자."

그때 필자는 다시 묻는다.

"내가 아프면 누가 힘들까요?"

"우리 아들, 며느리."

그렇다. 가장 가까이 있는 가족이 힘들다. 특히 혈관성 치매는 10년, 20년 동안 투병생활을 하게 된다. 그러므로 이 세상 주인공은 나라는 사실을 인지해야 한다. 내가 건강해야 우리 가족이 행복할 수 있다는 걸 명심해야 한다.

## 혈관성 치매의 주범은 고혈압과 당뇨

혈관성 치매가 날로 증가하는 추세이다. 주된 원인으로 고혈압과 당뇨를 꼽고 있다. 이 질병은 생활 습관의 서구화 때문이다. 최근 30, 40대 혈관성 치매 환자가 급증하고 있는 것도 서구화된 잘못된 식습관에서 비롯되었다고 볼 수 있다. 결국 많이 먹고 움직이지 않는 데서 비롯되는 병인 셈이다.

뇌출혈은 혈압이 높은 상태에서 뇌혈관의 약한 부분이 터져서 발생한다. 뇌경색은 뇌혈관이 막혀서 오는 병으로 한의학에서는 중풍이라고 한다. 뇌의 일부분이 죽어버렸다고 생각하면 이해가 빠를 것이다.

MD앤더슨 암센터는 세계 최대이자 최고로 알려져 있다. 한국인 암 환자도 연간 약 6백여 명이 찾는다고 한다. 이곳에서 '종신 교수'가 된 김의신 박사는 '미국 최고의 의사'로 두 차례나 선정되었다.

김박사가 인천의 가천 길병원에서 '암 이야기'라는 주제로 강연을 했다. 30여 년 연구해 온 암에 대한 정보를 직설적이고도 뛰어난 유머 감각으로 풀어내 청중을 사로잡았다.

김박사의 연구에 의하면 담배보다 나쁜 것이 있다. 바로 포화 지방산 동물성 기름이다. 피자나 핫도그 등 튀긴 음식, 삼겹살 등을 가급적 피하는 게 좋다고 역설했다.

청중들은 삼겹살이라는 말에 화들짝 놀랐다. 삼겹살은 우리에게 너무도 친숙하다. 그런데 기피해야 할 음식이라니, 놀랄 만도 했다.

삼겹살은 젊었을 때는 괜찮다고 한다. 20대에서 30대에는 동물성 기름을 분해하는 효소가 몸에서 많이 분비가 되기 때문이다. 하지만 40대가 지나면 동물성 기름을 분해하는 효소가 현저히 떨어진다. 그러다 보니 자연스레 몸 안에 동물성 기름이 쌓이게 된다.

서양인들은 동물성 기름을 섭취하게 되면 피부 아래 지방이 쌓여 피하지방이 된다. 그러나 동양인은 내장지방으로 가는데, 이게 더 위험하고 심각한 문제를 일으킨다.

### 암보다 더 무서운 혈관성 병

내장지방은 왜 위험할까?

내장지방은 인체의 각종 장기에 지방이 축적되어 당뇨병, 심장병, 고혈압 등과 심혈관 질환을 유발한다. 혈관에 콜레스테롤이 쌓이는 셈이다. 혈관 벽에 붙어 있던 지방 덩어리가 뚝 떨어져서 혈관을 타고 돌아다니다가 간에 가면 지방간이 되고 간암으로 발전한다. 췌장에서 쌓이면 당뇨를 유발한다. 특히 치명적인 것은 뇌의 미세혈관이다. 미세혈관을 막으면 중풍이 되고, 치매가 온다.

김박사는 암보다 더 무서운 게 혈관성 병이라고 주장했다. 또한 혈관성 병을 예방 하다보면 자연스럽게 암 예방까지 할 수 있다고 했다.

필자는 5년 전 인지 검사와 건강검진을 받은 결과 유전적 요인으로 혈관성 치매가 올 확률이 높다고 했다. 콜레스테롤 수치도 높았다.

식생활부터 개선했다. 육식보다 야채 위주로 식단을 꾸렸다. 더불어 운동을 시작했다. 콜레스테롤 수치를 떨어뜨리는 식품도 꾸준히 섭취했다.

최근 병원에 입원해 수술을 받으면서, 내장지방 검사를 받았다. 콜레스테롤 수치가 정상이었다. 식생활 개선 노력과 운동 효과를 톡톡히 본 셈이다.

### 혈관성 치매의 예방법

1. 체중을 조절하고, 고지혈증, 고혈압, 고혈당 및 당뇨 관리를 철저히 하여 뇌혈관을 보호한다.

2. 심장병 관리를 잘 하고 혈전에 대한 예방을 한다.

3. 절대 금연. 흡연으로 피가 끈적끈적해지고 혈관이 좁아지고 가늘어질 수 있다.

4. 과음, 과식, 폭식을 피한다.

5. 하루 30분씩 운동을 매일 한다. 유산소 운동으로 뇌혈류를 증가시킨다.

6. 스트레스를 잘 조절하여 과도한 긴장과 화를 줄인다.

7. 항상 몸을 따뜻하게 한다.

8. 머리를 다치지 않게 주의한다.

9. 일찍 자고 일찍 일어나는 습관을 갖는다.

### 3) 전두엽 치매

금슬이 좋기로 주위에 소문이 자자한 70대 부부가 있었다.

남편은 다정다감하고 온화한 성격이었다. 그런데 어느 날부터 성격이 조금씩 달라지기 시작했다. 나이가 들다보니 우울증이 왔나보다 여기며, 아내는 곧 나아지리라 생각했다.

그러나 상황은 점점 악화됐다. 공격적으로 변하더니 급기야 아내에게 폭력을 가했다. 처음에는 주위 사람들의 눈도 있어 참아냈다. 그러나 폭력이 지속적으로 이어지자 견딜 수 없어 자녀들에게 알렸다.

병원진단 결과 전두엽 치매 판정을 받았다.

#### 사회적 위험성을 지닌 전두엽 치매

전두엽은 뇌에서 가장 중요한 부분이다. 뇌의 CEO이자 총사령관이다. 모든 정보를 모아서 최종 결정을 내리기 때문이다. 전두엽의 신경세포 회로가 얼마나 잘 형성 되었는지에 따라 뇌의 능력이 좌우된다.

전두엽 치매는 참을성을 조절하는 뇌의 전두엽 세포가 퇴화하면서 생기는 치매이다.

알츠하이머 치매나 혈관성 치매와는 달리 인지기능은 그대로 유지된다. 하지만 충동 조절이 안 되고 성격이 변하는 증상이 먼저 나타난다. 혹은 대화 중 적절한 단어를 찾지 못한다거나 다른 사람의 말을 이해하지 못하는 증세를 보일 수도 있다. 참을성 부족, 분노, 반복적 행동, 판단력 상실, 말수 감소 등으로도 나타난다.

특히 충동조절이 안되기 때문에 비상식적 행동을 일삼는다. 예의에 어긋난 행동을 한다거나, 쓸데없는 물건을 마구 수집하는 행동을 보이기도 한다. 작은 일에도 화를 내고 식욕이나 성욕을 억제하지 못하는 경우, 전두엽 치매를 의심해 봐야 한다.

이 치매는 사회적 위험성을 가지고 있다. 노인 범죄의 이유가 되기도 한다. 따라서 발병이 확인되면, 행동을 조절하고 억제할 수 있는 약물 치료가 필요하다.

치매 예방 교육을 하면서 많은 경험을 하게 된다. 그 중에서 치매 환자가 운전을 하는 경우를 목격한 적도 있다. 언제 어떻게 돌변할지 모를 치매 환자가 운전대를 잡고 있다는 것은 너무나 위험한 일이다.

실제로, 대전에서 치매 환자가 차를 몰고 고속도로를 역주행하다 마주오던 승용차와 정면으로 충돌한 사고가 발생했다. 승용차에 탄 일가족 중 1명이 사망하고 2명이 크게 다쳤다.

현재 치매 5등급자 10명 중 1명은 운전면허를 보유하고 있다. 언제 어디서든 무고한 희생자가 발생할 수 있다는 의미이다. 하루빨리 정부 대책이 시급하다. 또한 고령자 면허 자진반납 운동이 사회 전반에서 이뤄져야 할 것이다.

### 전두엽 치매는 적절한 대처로 치료가 가능하다

서울 삼성병원의 나덕렬 교수가 전해준 이야기이다.

진료한 환자 가운데 40대 중반의 유능한 중소기업 사장이 있었다. 그는 아주 똑똑했고 유머 감각도 뛰어났으며, 판단력과 결단력 역시 탁월했다. 등산이 취미인지라 우리나라 높은 산들은 모두 섭렵했다. 1년에 한 번씩 외국에 있는 명산을 오르는 것이 그에게는 큰 즐거움이었다.

몇 년 전 그는 외국의 유명한 산을 등반하게 되어 4,700미터까지 올라갔다. 속도 조절에 실패했는지 평소보다 피로감을 많이 느꼈다. 일정을 연기하고 하루 동안 쉬었다. 그래도 피곤하여 계속 잠만 자다가 결국 셰르파의 등에 업혀 내려와야만 했다.

문제는 거기서 그치지 않았다. 집으로 돌아온 후 그의 성격이 바뀌었다. 회사의 중요한 결정을 할 때 우유부단해졌다. 유머도 없어지고 모든 일에 의욕도 보이지 않았다. 회사의 리더로서 뿐 아니라 집에서 가장 역할도 제대로 할 수 없게 되었다.

뇌 사진을 찍어보니 전두엽과 연결된 신경회로에 손상이 있었다. 저산소증으로 인하여 이상이 생긴 것이었다.

나덕렬 교수는 이 분의 사례로 논문을 작성해 외국 학술지에 발표했다. 그러자 외국 의사 몇몇이 자신도 그런 환자를 보았다는 메일을 보내왔다. 자신의 남편에게 똑같은 문제가 생겼다는 절망적인 메일을 보내온 여인도 있었다고 한다.

전두엽 치매는 치료가 가능하다.

약물 치료와 운동, 주위 사람들의 정성스런 보살핌으로 증상이 호전될 수 있다. 단 주위에서 얼마나 빨리, 정확히 이상 현상을 파악해 적절하게 대처하느냐가 관건이다.

### 4) 알코올성 치매

중학교 다닐 때쯤이었다. 필자의 어머니는 달빛 아래 우물가에서 빨래를 하곤 했다. 대낮에 해도 될 것을 꼭 한밤중에 했다. 도와주려 가까이 가면 대뜸 손을 내저으며 다가오지 못하게 했다.

한참 뒤에야 알았다. 그때 할아버지는 대소변을 조절하지 못했다. 지금은 성인용 기저귀가 나와 있지만 당시로선 생각지도 못할 일이었다. 어머니는 그 많은 빨랫감을 홀로 처리했고, 할아버지를 위해 손녀가 눈치 채지 못하도록 한 것이었다.

할아버지는 알코올성 치매였다. 어릴 적 유난히도 할아버지 손님이 많았다. 그때마다 술심부름을 필자에게 시켰다. 면소재지까지 가서 대병의 소주를 사오곤 했다. 또 인근의 양조장에서 독주를 받아오는 일도 초등학교 시절 필자의 일과 중 하나였다.

날마다 손님들과 술을 마시는 할아버지. 거르는 날이 거의 없었다. 그러던 어느 날 할아버지는 친하게 지냈던 서울 친구에게 사기를 당했다. 사업에 타격을 입었고, 그 후로 더더욱 술에 의존해 지냈다. 결국 할아버지는 알코올 중독자로 변해 버렸다. 알코올성 치매의 전형적인 증상을 보였다.

## 필름이 끊기는 술버릇이 치매와 연결된다

"저는 술을 좋아합니다. 술과 치매가 연관이 있습니까?"

치매 예방 교육 중 자주 받는 질문이다.

당연히 연관이 있다. 알코올성 치매는 전체 치매의 10퍼센트에 달한다. 특히, 요즘 젊은 층에서 증가하고 있는 치매 중 하나가 바로 알코올성 치매이다.

알코올은 혈관을 통해 우리 몸에 흡수된다. 혈관 속 알코올 수치가 높아지면 뇌세포에 손상을 주게 된다. 이러한 과정이 반복되면 회복하기 어려운 상태, 즉 뇌에 돌이킬 수 없는 악영향을 미친다.

초기에는 뇌의 기능에만 문제가 생긴다. 뇌의 구조에는 큰 변화가 없다. 그러나 알코올성 치매로 진행되면 뇌가 전반적으로 위축되는 구조적 변화가 뒤따른다. 몸이 떨리고 걸을 때 비틀거리게 된다.

술을 많이 마신 경우 일시적 기억 장애가 일어날 때가 있다. 술자리까지는 기억하지만 어떻게 귀가했는지 기억을 못한다. 흔히 필름이 끊겼다고 한다. 블랙아웃 (black-out) 현상이다. 술의 독성으로 인해 기억을 관장하고 입력, 저장, 출력하는 기능을 하는 해마에 충격이 가해진 것이다. 일시적 블랙아웃은 보통 단기간에 많은 양의 술을 마셨을 때 일어난다. 그러나 블랙아웃이 반복될 때는 뇌에 치명적인 손상을 일으켜 치매로 진전된다.

최근 70대 알코올성 치매노인이 부인을 흉기로 찔러서 살해했다. 정신을 차린 후 본인 스스로도 목숨을 끊는 사고가 있었다. 알코올성 치매의 위험성을 단적으로 보여주는 사례이다.

이처럼 알코올성 치매의 증상은 일반 치매와 달리 폭력성으로 나타난다. 폭력적으로 성격이 변해 난폭한 행동을 한다. 전두엽이 손상되었기에 감정과 충동을 조절하지 못하기 때문이다. 술만 마시면 성격이 공격적으로 변하거나 실제로 무력을 사용하면, 알코올성 치매를 의심해야 한다.

눈에 띄는 또 다른 증상은 기억장애다. 최근 일어난 일을 기억하지 못한다. 이후 점점 기억력이 전반적으로 떨어져 일상생활에 지장을 받는다.

알코올성 치매를 대수롭지 않게 여기는 경우가 많다. 그러나 방치할 경우 짧은 기간에 노인성 치매로 진전되므로 각별히 주의해야 한다.

우리나라는 외국에 비해 알코올성 치매의 발생이 두 배나 높다. 2차, 3차로 이어지는 술 문화에서 그 이유를 찾을 수 있다. 특히 여성은 남성에 비해 알코올 분해 효소가 낮기 때문에 더욱 주의가 필요하다.

### 알코올성 치매 자가진단

1. 숫자 계산을 잘 틀린다.
2. 일상생활에 무관심하다.

3. 고함을 지르거나 화를 자주 낸다.
4. 불안 초조하다.
5. 대소변의 조절에 문제가 있다.
6. 불면증에 시달린다.
7. 목이 자주 쉬고 말의 속도가 느려진다.
8. 위험한 것을 쉽게 분별해 내지 못한다.
9. 대화 도중 내용을 잊는다.
10. 의심이 많아진다.
11. 건망증이 심해진다.

위의 사항이 8개 이상 해당될 경우 알코올성 치매 증상이 의심된다. 5개 이상이라면 위험군에 속한다.

알코올성 치매가 의심된다면, 전문의를 통해 정확한 진단과 적절한 치료를 받아야 한다. 당연히 술을 끊어야 한다. 금주를 하면 손상된 뇌세포가 회복된다.

그러나 이미 알코올 의존도가 깊어진 상태이므로 본인의 의지만으로는 해결되지 않는다. 전문기관의 도움이 필요하다.

알코올 치매의 예방을 위해서 평소 음주 습관을 살펴야 한다. 과음, 폭음, 잦은 음주를 피해야 한다. 부득이 술을 마셔야 할 경우, 물을 많이 마시고 야채나 과일을 곁들여야 한다. 비타민 D가 들어 있는 돼지고기, 콩, 견과류 등을 많이 섭취하면 좋다.

### 5) 파킨슨 치매

요양병원에 입원해 있는 김용강 씨는 40대의 젊은 치매 환자이다.

그는 불우한 유년 시절을 보냈다. 부모가 이혼하고 누나와 함께 시골 할머니 손에서 자랐다. 종일 농사일로 바쁜 할머니는 어린 손자를 살뜰하게 돌볼 여유가 없었다. 무뚝뚝한 천성으로 따뜻한 말 한마디 건네지 못했다.

사춘기 시절, 그는 외로움에 밖으로 나돌기 시작했다. 학교생활에 제대로 적응할 수 없었고, 결국 중도 포기하고 폭력 세계로 들어가고 말았다.

그는 소위 행동 대원이었다. 맨 앞에 나서서 행동하다 보니 각목과 쇠파이프로 얻어맞는 일이 많았다. 조직원들 간의 폭력도 심했다. 머리를 많이 맞았다. 머리, 특히 뇌가 얼마나 소중한가. 뇌의 구조를 조금이라도 안다면 가벼운 주먹질도 삼가야 할 부분이다. 결국 잦은 구타로 뇌에 손상을 입고 말았다.

요양 보호사를 어릴 적 누나로 생각했다. 종일 졸졸 따라 다니면서 "누나야 집에 가자"는 말을 끝없이 중얼거린다.

김용강 씨는 파킨슨 치매이다. 젊은 나이의 치매는 진행 속도가 상당히 빠르다. 하루가 다르게 악화 되었고, 지금은 걷지도 못하고 떠먹여주는 죽을 겨우 삼키는 정도이다.

### 도파민 부족으로 생기는 파킨슨 치매

파킨슨 치매는 1817년 영국의 의사 제임슨 파킨슨의 이름을 따서 붙여졌다. 증상은 몸이 떨리고 굳어가면서 나타난다. 자세가 불안정해지고, 행동이 서서히 느려진다. 표정이 없어진다. 팔다리가 뻣뻣하게 경직된다. 혼자 음식을 먹기도, 삼키기도 힘들어진다. 이러한 특징을 보이는 환자들에게 '떨림 마비'라는 이름을 붙이면서 처음 알려졌다.

환자의 상태를 자세히 기록하면서 문제가 뇌에서 비롯된다는 것을 알게 되었다. 뇌의 신경전달 물질인 도파민 때문이었다.

도파민은 원래 운동 기능을 활발하게 만드는 역할을 한다. 도파민이 정상 수치보다 60퍼센트 부족하면 파킨슨 치매로 진단한다.

도파민 분비가 제대로 되지 않을 때는 여러 가지 운동 기능 장애가 발생하게 된다. 바로 파킨슨 치매이다. 알츠하이머 다음으로 많이 나타나는 뇌질환으로 대표적인 노인질환이다.

환자의 10퍼센트는 유전적인 요인이다. 하지만 90퍼센트는 아직도 정확하게 원인이 밝혀지지않고 있다. 일반적으로 65세 이후 많이 발병이 된다. 최근에는 젊은 환자들이 많이 늘어나고 있는 실정이다. 발병 원인도 아직까지는 명확치 않을뿐더러 적절한 치료 방법도 없다. 현재로서는 병의 진행을 지연시키는 정도가 최선의 방법이다.

대부분 환자들은 파킨슨병 증상으로 사망하는 게 아니다. 몸이 자유롭지 못하기 때문에 폐렴, 욕창, 요로 감염 등으로 사망하게 된다. 우리나라는 현재 10만 명 정도의 환자가 있다고 추정되고 있다.

충북대학교 김응국 교수가 파킨슨병의 진행을 막을 수 있는 메커니즘을 세계 최초로 규명했다고 한다. 김교수의 연구 결과에 의하면, 도파민에는 PAK4 인산화 단백질이 존재한다. 파킨슨병 환자의 도파민 신경세포에서 이 단백질이 정상인에 비해 현저히 감소된 사실이 드러났다. 연구를 통해 도파민 신경세포가 없어지는 것을 막아주는 근본적인 치료의 가능성이 확인되었다. 즉 도파민 신경세포의 감소를 막아주는 유전자 치료법이다.

파킨슨 하면 당장 떠오르는 인물이 있다. 모하메드 알리.

'나비처럼 날아서 벌처럼 쏜다'는 유명한 일화로 한 시대를 풍미했던 복서이다. 그는 특유의 경쾌한 스텝으로 헤비급 챔피언에 올랐고, 19번째 방어에 성공했다.

1984년 복싱계를 은퇴한 그는 3년 후 파킨슨병에 걸렸다. 발병의 원인은 선수생활 당시 맞은 '펀치드렁크 증후군' 때문이라고 알려졌다.

오랜 투병생활 중 애틀란타 올림픽 성화 최종 봉송자로 등장해 혹시 회복된 것이 아닌가 하는 기대를 모으기도 했다. 그러나 호흡기 합병증으로 생명유지 장치에 의지하다가 결국 74세로 사망했다.

### 파킨슨 자가 테스트

1. 얼굴 표정이 줄어들면서 평소에도 굳어 있다.

2. 편안한 자세로 앉아 있거나 누웠을 때, 저절로 손과 발 또는 턱이 떨린다.

3. 신체 행동이 느려진다. 팔과 다리가 무겁거나 힘이 빠지는 느낌이 든다.

4. 걸을 때 한 쪽 다리가 질질 끌린다.

5. 근육이 뻣뻣하고, 조이거나 당기는 느낌으로 관절운동에 어려움을 겪는다.

6. 누웠을 때 혼자 돌아눕기 어렵고, 침대나 의자에서 혼자 일어서기 힘들다.

7. 보폭이 짧아져 종종걸음을 치게 된다.

8. 걸을수록 속도가 점점 빨라져 앞으로 넘어지려고 한다.

9. 글을 쓸 때 글씨가 점차 작아져 알아보기가 힘들다.

10. 수면 중에 잠꼬대가 심하며 헛손질을 한다.

### 6) 섬망 치매

어느 날 시아버님이 넘어지셨다.

가볍게 넘어졌음에도 부상 정도가 심각했다. 엑스레이를 찍어 봤더니 엉덩이뼈가 부러져 걸을 수가 없었다. 하지만 당뇨 수치가 높아 수술이 만만치 않았다. 평소에도 당뇨 합병증을 염려했었다.

수술을 해도 힘들고 안 해도 힘들다는 의사의 진단이었다. 결국 가족들과 상의 끝에 수술을 결정했다.

수술 후 마취에서 깨어나면서, 아버님은 심한 욕설과 함께 고함을 질러댔다. 특히 어머니를 상대로 심한 말을 했다. 평소 자상했던 모습은 찾아볼 수 없었다. 전혀 다른 사람으로 변했다. 얼굴에선 살기마저 느껴졌다.

일반 병실로 옮기고 오래지 않아 문제가 생겼다. 병실의 다른 환자들의 하소연이 이어졌다. 도저히 할아버지와 함께 병실을 쓸 수 없다는 것이었다. 급하게 특실을 구해 옮기게 됐다.

시간이 지나면서 욕설은 잦아들었다. 대신 헛소리를 되풀이했다. 엉뚱한 것이 보인다고 했고, 돌아가신 분이 마치 곁에 있는 양 이야기를 했다. 가족들은 즉각 치매를 의심했다. 다행히 치매는 아니었다. 섬망 증상이었다.

### 섬망과 치매는 어떻게 다른가

섬망이란 무엇인가?

섬망(譫妄)을 한자로 풀이하면 헛소리 '섬'자에 허망할 '망'자이다. 주로 몸이 허약해진 고령자에게서 많이 발생한다. 병원에서 수술을 받거나 혹은 중증의 환자에게서도 나타나는 증상이다.

사고, 질병, 입원과 수술 등 극한 경험을 겪고 난 후 급속하게 인지기능 저하가 일어나곤 한다. 이때 나타나는 것이 섬망이다. 삶과 죽음의 경계, 위기 상황에 닥치면 뇌에 일시적 혼란이 오기 때문이다. 평소의 모습과 다른 인지기능과 갑작스러운 의식 변화가 나타난다면 섬망을 의심해 봐야 한다.

섬망은 발생 빈도가 높은 편이다. 일반 입원 환자의 경우 20퍼센트 가량, 수술을 받은 경우에는 40퍼센트의 발생률을 보인다. 중환자실에 입원한 환자의 80퍼센트가 섬망에 시달린다.

섬망은 급성 치매라고도 부른다. 그러나 섬망과 치매는 다르다. 따라서 치료하는 방법이 완전히 다르기 때문에 정확한 진단을 내리는 것이 중요하다.

섬망과 치매는 몇 가지 뚜렷한 차이가 있다.

치매는 수년에 걸쳐 서서히 나빠진다. 그러나 섬망은 짧은 시간에 급격한 변화를 겪는다. 치매 환자는 기억력과 사고력을 비교적 일정하게 유지한다. 반면 섬망 증상은 하루에도 수차례 기복이 심한 행동을 보인다. 앞에 있는 사람이 누군지, 여기가 어디인지, 오늘은 며칠인지 분별하지 못하는 지남력 장애를 나타내기도 한다. 그러다가 불쑥 정상인의 수준으로 회복된다.

치매에 비해 의식이나 주의 집중력의 변동이 훨씬 커 순간순간 바뀐다. 본인 생각을 말하는 데만 집착한다. 타인의 이야기를 듣거나 질문에는 관심이 없고 주의가 산만해진다.

환시, 환각, 환청 등의 정신병적 유발 증상이 많이 나타난다. 수면

주기도 불규칙하다. 밤 시간대나 어두운 장소에서 증상이 두드러지는 특징을 보인다.

섬망은 치매와 달리 분명한 치료 방법이 있다.

환자가 공포, 불안, 분노를 표출하거나, 돌발 행동을 하는 섬망 증상은 약물로 조절할 수 있다. 신체적 상태에 의해 유발되는 일시적인 뇌 기능 장애이기 때문이다.

환자를 위해 가능하면 조명을 환하게 하면 좋다. 밤에도 불을 끄기보다는 미등을 밝혀둔다. 인지기능의 혼란을 줄이기 위해서이다. 약물 부작용, 만성질환, 영양실조, 탈수 등 여러 가지 요인들로 인해 발생하므로, 먼저 이러한 유발 원인을 해결해야 한다. 이후 적절한 약물 치료를 받으면 상당히 호전이 된다.

### 섬망을 방치하면 치매로 진전된다

68세의 부인이 몇 년 전 무릎 수술을 했다. 수술 후 이상 증상이 나타났다. 그러나 주위에서는 대수롭지 않게 여겼다. 집에 혼자 지내는 시간이 많다 보니 우울증으로 판단했다.

시간이 지나도 나아지질 않았다. 오히려 이상한 행동의 빈도가 잦아지고 정도도 심해졌다. 옛날의 일을 자꾸 꺼내면서 그때 상황을 생생하게 이야기하기 시작했다. 피해의식에 사로잡힌 억울함과 분노의 하소연이었다. 자식들에게 억울함을 들어달라고 고래고래 소리를 질러댔다. 직접 가해자라고 여긴 사람들을 찾아다니기도 했다.

통제불능에 빠지자 그제서야 가족은 병원을 방문했다. 그러나 이미 늦었고, 결국 치매 판정을 받고 말았다. 섬망 증상을 방치해 치매로 발전한 사례이다. 만약 주위에서 제대로 대처했다면 치매로 진전되지 않았을 것이다. 결국 섬망에 대한 이해 부족으로 호미로 막을 것을 가래로 막는 꼴이 된 셈이다.

### 7) 루이소체 치매

1912년 신경학자 프레드릭 루이(Frederic Henry Lewey)가 파킨슨 환자의 뇌에서 특이한 물질을 발견했다. 그후 1919년 러시아의 신경병리학자 콘스탄틴 트레티아코프(Konstantin Tretiakoff)는 프레드릭 루이가 발견한 물질을 '루이소체'라고 명명하였다.

일본의 정신과 의사 코사카 켄지(Kosaka Kenji)는 많은 치매 환자를 접하게 되면서 그 중 알츠하이머와는 다르게 느껴지는 환자가 있다는 사실을 알게 되었다. 루이소체는 뇌간에서만 존재하는 것으로 여겨왔다. 그러나 1976년 치매 환자의 부검을 통해 루이소체가 대뇌피질에서 다수 발견되었다.

코사카 겐지의 대뇌피질형 루이소체에 관한 상세한 사례 보고가 세계 처음으로 알려지게 되었다. 또한 1980년대 루이소체라는 치매와 같은 사례들이 세계 각지에서 보고되었다. 이때부터 루이소체 치매의 존재가 확실시되었다.

### 복합적 증상으로 간병하기 어려운 루이소체 치매

루이소체 치매는 대뇌 피질의 특정 핵 안에 루이소체가 침착하여 생기는 뇌질환이다. 파킨슨병 증상이 동반되기에 둘을 혼동하기 쉽다. 일반적으로 파킨슨 치매가 먼저 나타난 후에 1년 이상 치매 증상이 있다가 루이소체 치매로 진행이 된다.

루이소체 치매는 주로 65세 이상 노인들에게 나타난다. 전체 치매 환자 중 8퍼센트를 차지하고 있다고 한다.

증상으로는 뇌기능 손상에 따른 인지 운동 기능이 저하된다. 운동 장애, 손발 떨림, 다리 끌며 걷기, 근육 경직, 환시, 환상, 망상, 우울증 등을 나타낸다. 환시, 환각, 수면장애 등의 증상을 동반하기 때문에 정신질환으로 오해 할 수 있다.

증상이 심해지다 보면 누가 자신을 죽이려 한다거나, 자신의 물건을 빼앗아 갔다며 남을 의심하는 등 망상의 증상으로 진전된다. 또한 기억력이 오락가락하기도 한다.

악몽에 시달리거나 가위 눌림을 당한다거나 꿈의 내용을 그대로 행동으로 옮기는 수면 장애를 보인다. 몸은 자고 있으나 뇌는 깨어 있는 렘수면장애의 증상을 나타내면서 팔다리를 휘두르거나 소리를 지르기도 한다.

루이소체 치매의 진행 속도는 상당히 빠르다. 알츠하이머나 파킨슨 치매처럼 천천히 진행되지 않는다.

알츠하이머 치매의 인지기능 저하와 파킨슨 치매의 운동장애를 동시에 드러낸다. 또한 피해망상 증상 등으로 인해 하루에도 몇 번씩 감정의 기복이 심하게 나타난다. 이러한 복합적 증상으로 간병하기가 상당히 어렵다. 본인은 물론 가족들에게도 큰 아픔을 주는 질환이다.

복지관에서 만난 80대 할머니가 계셨다. 매사에 적극적이고 활동적인 분이셨다. 글짓기, 노래, 율동 등 일주일 동안 프로그램에 맞춰 열심히 활동을 하셨다. 오랫동안 당뇨를 앓긴 했지만 꾸준히 관리를 잘해 비교적 건강한 편이었다.

어느 날 손을 떨고 계신 것이 필자의 눈에 띄었다. 병원 진단을 받기를 적극 권했다. 늙으면 다 그렇다며, 본인 스스로 대수롭지 않게 여겼다. 가족의 반응 역시 비슷했다.

어느 날 할머니가 고백했다.

"옛날 조상들이 눈에 보여 도저히 잠을 잘 수가 없어."

더는 방치할 수 없다고 판단했다. 가족에게 심각성을 전했고, 할머니를 모시고 병원을 찾았다. 루이소체 치매 증상이라는 진단을 받았다. 다행히 초기였고, 약물 치료를 통해 환각 증상은 호전되었다.

### 8) 디지털 치매

디지털치매는 국립국어연구원의 신조어에 오를 정도로 이미 익숙한 단어가 되었다. 최근엔 '영츠하이머'라는 신조어까지 등장했다. 청춘 치매를 일컫는 말로 젊음(Young)과 알츠하이머(Alzheimer)가 만나 탄생했다.

치매라고 하면 노년층에서 일어난다고 생각하기 쉽다. 하지만 젊은 층도 치매로부터 안전하지 않다.

최근 젊은 치매 환자가 급증 하고 있는 이유는 무엇일까. 전문가들은 디지털 기기의 과도한 사용을 꼽는다. 많은 젊은이들이 특히 스마트폰에 지나치게 의존하고 있다. 그 결과 뇌기능이 둔화되고 있다. 인지 능력이 떨어지는 가성치매 현상을 보인다. 스마트폰이 꺼지고 나면 자력으로는 아무것도 할 수 없는 심리적 공황 상태에 빠지게 된다.

20대, 30대 젊은이들이 건망증으로 병원을 찾는 일이 늘고 있다. 친구와 메시지를 주고받은 직후 무슨 내용인지 기억하지 못한다. 어제 저녁 식사의 메뉴가 생각나지 않는다. 중요한 약속을 자주 잊는다. 가사를 보지 않고 끝까지 부를 수 있는 노래가 없다.

이러한 증상을 호소하는 이들의 대부분은 중독이라고 할 만큼 디지털 기기 사용 시간이 과도하다. 두뇌가 해야 할 많은 것들을 디지털 기기에 맡긴다. 사용 시간이 많을수록 뇌는 푹 쉬고 있는 셈이다.

한 설문조사에 의하면, 전화번호 6개 이상 기억하는 응답자는 전체의 15.6퍼센트에 불과했다. 단 하나도 기억하지 못하는 경우는 16.7퍼센트, 한 두 개라는 응답자는 36.2퍼센트였다.

뇌에서 기억을 관여하는 부위가 해마이다. 기억 중추 기능을 담당하고 있는 해마는 안 쓰면 퇴화의 경로를 밟는다. 디지털 기기에 지나치게 의존해 전화번호나 사물을 기억하는 과정을 겪지 않으면 해마의 기능이 떨어지고, 결국 치매 발생 확률은 높아진다.

### 스마트폰이 전두엽 발달을 해친다

한국인의 스마트폰 사용 시간은 평균 3시간으로 알려져 있다. 연령과 관계없는 평균치이므로 젊은 층에 한정하면 사용 시간은 더욱 늘어난다. 특히 청소년의 스마트폰 사용은 심각한 사회 문제이다. 2019년 여성가족부 조사에 의하면, 전체의 16퍼센트가 중독 위험군에 속해 있다.

전두엽은 가장 늦은 시기까지 발달이 이루어진다. 동시에 제일 먼저 무너진다. 청소년은 전두엽의 발달 과정에 있는 시기이다. 따라서 이 시기의 스마트폰 중독은 전두엽의 발달을 저하시킬 뿐 아니라 기존에 형성된 기능마저 퇴화시킨다.

스마트폰을 지나치게 반복적으로 사용하면 판단력이 떨어진다. 또한 기억력에도 악영향을 미친다.

해마는 단기기억을 오랫동안 장기기억으로 전환시키는데 핵심적인 역할을 한다. 이와 관련해 하버드대학의 심리학자 조지 밀러 교수는 '마법의 숫자 7'이라는 논문을 발표했다.

밀러의 법칙으로, 인간의 정보처리 능력의 한계는 7의 범주에 있다는 것이다. 단어든, 어떤 형태든 일곱 개까지는 비교적 정확히 기억한다. 그 이상이 되면 약 18초 후에 거의 소멸된다.

그러므로 단기기억을 장기기억으로 전환하기 위해선 별도의 노력이 뒤따라야 한다. 반복해 외우거나 소리를 내서 읽는 등의 작업이 필요하다. 이러한 수고와 노력이 있어야 뇌의 해마에 장기기억으로 저장된다.

### 디지털 치매는 문명의 이기가 가져온 질병

스마트폰을 비롯한 디지털 기기는 인간의 뇌에 저장되는 과정과 기회를 앗아간다. 네비게이션의 등장으로 구태여 길을 기억해 둘 필요가 없게 되었다. 전화번호는 스마트폰에 담겨 있다. 필요한 정보는 인터넷으로 검색하여 복사하기, 붙이기만 하면 된다. 정보를 받아들여 재해석할 필요가 없어진다. 그야말로 클릭 한번으로 해결된다. 정보의 장기기억의 필요성을 느끼지 못하게 된 셈이다.

뇌는 일종의 근육과 같아서 사용치 않으면 무력해질 수밖에 없다. 결국, 문명의 이기가 선사한 편리가 뇌의 퇴화를 촉진시키는 결과를 빚게 된 것이다.

독일의 뇌 전문가 만프레트 슈피처는 〈디지털치매: 머리를 쓰지 않는 똑똑한 바보〉라는 저서에서 이렇게 주장했다.

"디지털 미디어가 젊은이들을 교육의 파괴로 이끌고 있다. 디지털 미디어 이용을 통해 그 어떤 감각 운동학적 흔적도 생성되지 않고, 사회성 역시 크게 변화하고 제한되는 상태다. 학습에 필요한 정신적 활동의 깊이가 사라지고 디지털로 대체되고 있다."

전두엽은 정보가 오면 생각하고 판단하는 기능을 한다. 사용하면 할수록 정신적 활동은 더 활발해진다. 전두엽이 퇴화되면 사회성이 부족해지고, 학습 능력마저 크게 저하된다.

### 디지털 기기를 거부하는 미국의 학교 그린우드

미국 캘리포니아 실리콘밸리는 IT 산업의 심장부이다. 이곳에 그린우드 학교가 있다. 이 학교는 컴퓨터나 스마트폰을 가지고 들어갈 수 없다. 이유는 디지털 기기가 아이들의 창의적 사고와 주의력을 훼손시킨다고 보기 때문이다.

그린우드 학교에서는 교과서를 통한 학습을 하지 않는다. 시험을 치르지도 않는다. 창의력 향상을 위해 학생들은 본인이 직접 관찰 실험한 내용을 토대로 수업에 참여한다. 학생들은 각자의 방법으로 수업을 준비한다. 본인 스스로 선택하여 수업을 이끌어 나간다.

교과서도 직접 제작하여 사용한다. 이러한 방식을 통해 학생들은 개개인의 성향과 재능에 맞추어진 교육을 받을 수 있다.

또한 인성 교육을 중요시 하고 있다. 성적이나 석차에 몰두하여 경쟁하기보다는 본인의 재능과 개성을 찾고 사회성을 키운다. 그 결과 졸업생 95퍼센트 이상이 아이비리그를 포함한 명문대학에 진학하고 있다.

그린우드 학교가 주목받은 이유는 따로 있다. 학부모 절반이 실리콘밸리 정보 기술 업계의 임직원이다. 아이러니하게도 애플, 구글 등 세계 디지털 혁명을 주도하는 실리콘밸리 컴퓨터 기술자들이 정작 자녀를 컴퓨터 없는 학교에 보내고 있다는 점이다.

### 어르신들에게는 약이 되는 디지털 기기

디지털 치매는 한국의 의사들에 의해 처음 이름 붙여졌다. 디지털 기기 사용 시간이 많을수록 발생할 가능성이 높다. 특히 젊은 계층이 유의해야 한다. 젊은이들이 머리를 쓰지 않는 똑똑한 바보들이 되어 가고 있는 실정이 안타깝다.

그러나 어르신의 경우는 다른 시각으로 접근할 필요가 있다. 청소년들은 너무 많이 써서 위험하다. 반면 어르신들은 디지털 기기를 너무 활용하지 않아서 문제다.

어르신들의 경우는 디지털 기기에 낯설고 서툴다. 익숙해지기까지 나름 공부하고 노력해야 한다. 이것만으로도 충분히 뇌를 활용하는 과정이 된다. 실제로 스마트폰을 제대로 활용하기 위해서는 많은 걸 기억하고 공부를 해야 된다. 따라서 어르신들은 여러 기능을 배우고 익혀 사용하는 게 좋다.

실제로 미국이나 유럽에서는 예전에 비해 치매 환자 수가 점점 낮아지고 있다. 그 이유는 의학 발달도 있지만, 컴퓨터나 스마트폰을 많이 활용한다는 점에서 찾을 수 있다.

필자는 어르신들을 상대로 강의할 때마다 스마트폰 사용을 적극 권해 왔다. 스마트폰을 잘 활용하면 치매 예방에 좋다고 강조했다. 이제는 스마트폰 활용반에서 공부한 어르신들이 필자에게 카톡으로 안부를 물어오고 있다.

**디지털 치매 자가 검진표**

1. 외우고 있는 전화번호가 거의 없다.
2. 전체 가사를 외운 노래가 거의 없다
3. 생일이나 기념일을 잘 기억하기 못한다.
4. 웹사이트의 아이디와 비밀번호를 잘 기억하지 못한다.
5. 사람의 이름이 생각나지 않을 때가 있다.
6. 물건을 사고 거스름돈 계산이 바로 되지 않는다.
7. 주변 사람과 대화를 80퍼센트 이상 메신저, 혹은 이메일로 한다.
8. 이미 한 이야기를 반복한다는 지적을 받는다.
9. 오늘, 어제 먹은 메뉴가 생각나지 않는다.
10. 네비게이션이 없으면 길 찾기가 힘들다.

한국건강관리협회에서 제공한 위의 10개 문항 중 2개 이상 해당되면 초기 증상, 5개 이상 해당되면 디지털치매를 의심해야 한다.

### 디지털 치매 예방법

1. 하루에 한 번, 한 시간, 스마트폰을 끄고 지내라.

2. 매일 30분 운동과 긍정적인 마인드로 뇌 근육을 만들라.

운동과 긍정마인드는 뇌도 활성화 되고 뇌 근육이 두툼하게 된다.

3. 뇌를 잘 관리하라.

나쁜 생활 습관(불규칙한 생활, 영양 불균형, 부족한 수면, 과음, 흡연, 머리에 큰 충격 받는 것) 등은 뇌세포를 파괴시킨다.

4. 스마트폰으로 만나지 말고 실제로 사람을 많이 만나라.

한 달에 한 번 지인을 만나면 치매 확률 15퍼센트 감소, 매일 만나면 43퍼센트 감소한다.

5. 손을 많이 사용하라.

젓가락질, 매일 펜으로 감사일기 쓰기, 악기 연주 등은 뇌를 자극해 치매 예방에 도움이 된다.

6. 하루 10분 이상 아무 생각 없이 뇌를 휴식하라.

아무 생각 없이 푹 쉬면 다시 인지 활동을 할 때 뇌의 효율성이 올라간다.

# 2장

# 일상생활 습관을 바꾸면 치매 예방할 수 있다

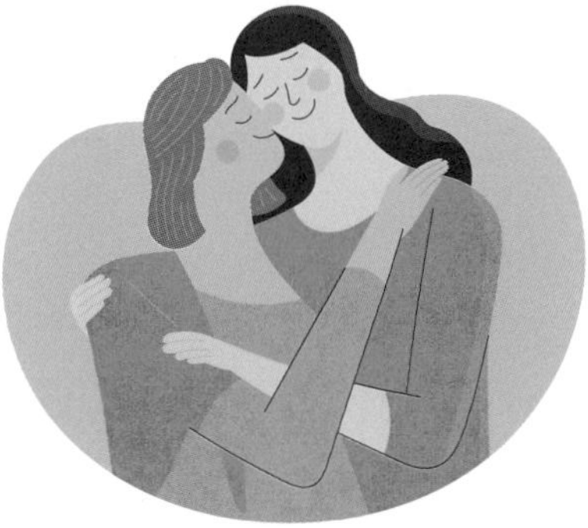

# 마음만 달리 먹어도 치매는 멀리 달아난다

중국 위나라에 화타라는 명의가 있었다. 화타는 죽은 사람도 살릴 수 있다고 할 정도로 의술이 뛰어났다.

어느 날 황제는 화타의 명성을 듣고 불러 물었다.

"그대는 어떻게 해서 병을 잘 고치는가?"

화타는 자신은 결코 명의가 아니라며 고개를 저었다.

"진짜 명의는 바로 저의 두 형님들입니다. 큰 형님은 병이 오기 전에 아주 간단한 방법으로 병을 예방해 줍니다. 그 사람이 큰 병에 걸리지 않고 무병장수할 수 있게 합니다."

"둘째 형님은 어떠한고?"

"중병으로 가기 전에 병을 고칩니다. 사람들은 심하게 앓지도 않은 상태에서 병이 나으니 고마움조차 느끼지 못합니다."

덧붙여 화타는 자신에 대해 평하였다.

"저는 그런 혜안이 없기 때문에 중병에 걸리고 나서야 병을 치료하게 됩니다. 사실 병이 오기 전에 미리 예방해 주는 형님들이 진짜 명의입니다."

위의 이야기는 예방의 필요성에 대해 시사하는 바가 크다.

치매 역시 예방이 중요하다. 치료는 어렵고 힘들어도 예방은 얼마든지 가능하다.

그렇다면 어떠한 방법으로 치매를 예방할 수 있을까?

먼저 왜 치매에 걸리는가를 주목해야 한다. 대부분의 치매가 잘못된 생활 습관에서 비롯된다는 연구 보고가 활발하게 이어지고 있다. 생활 습관이 잘못되면 치매에 걸릴 확률이 높다는 의미이다. 따라서 생활 습관을 바로잡는다면, 올바른 습관을 유지하며 일상을 살아간다면, 치매 예방이 가능하다.

그렇다. 습관을 바꾸는 노력으로 치매는 얼마든지 막을 수 있다.

### 치매를 막는 마음가짐

먼저 마음가짐, 특히 좋은 생각을 가지려는 노력이 필요하다.

내일은 오늘보다 나아질 것이다.

저 사람에게는 잘 드러나지 않지만 좋은 점이 있다.

지금의 어려움은 나의 성장의 밑거름이 될 것이다.

이 사회에는 아직도 따뜻한 마음으로 서로를 응원해주는 사람들이 많다.

이렇듯 늘 긍정적으로 생각하고 실천하다 보면 어느덧 우리 인생이 달라질 것이다. 그야말로 긍정의 힘이다. 더불어 긍정적인 생각과 자세는, 바로 치매 예방을 위한 효과적인 방법이기도 하다.

좋은 생각을 품는 것만으로 뇌는 활기차게 작동한다. 곧 뇌를 활성화시키는 것이다. 또한 긍정적인 생각으로 미래를 계획한다는 것은 뇌를 짜임새 있게 사용하겠다는 의미이다.

좋은 생각을 품는다는 것과 긍정적인 행동은 동전의 앞뒷면과도 같다. 서로 유기적으로 연결되어 있다.

좋은 생각을 품기 위해선 반드시 미래를 희망적으로 바라보아야 한다. 그리고 그에 맞는 계획과 행동이 필요하다. 계획에 걸맞는 행동이 없다면 하루하루를 무의미하게 보내게 된다. 주어진 일을 생각 없이, 무감각하게 받아들이고 만다. 뇌를 푹 쉬게 하고, 나아가 무기력하게 만드는 것이다. 결국 치매에 문을 열어주는 꼴이다.

내일 무슨 일을, 어떻게 할 것인가? 잠들기 전, 미리 계획을 세우고 실천하기를 시작해 보라.

나만이 내 인생을 바꿀 수 있다. 어느 누구도 나를 대신해 줄 수 없다. 꿈을 가지고 늘 실천해 보자. 꿈이 있는 사람은 반드시 치매와 멀어질 수 있다.

## 나는 쓸모있는 존재라는 생각을 품으라

깨진 항아리가 있었다. 볼품 없고 못생긴데다가 깨지기까지 했다.

그러나 주인은 깨진 항아리를 애지중지 다루며, 날마다 물을 길어오는 데 썼다. 깨진 항아리는 주인이 버리지 않고 사용해 주는 게 여간 고맙지 않았다. 한편 물을 많이 길어 와야 되는데, 깨진 틈으로 번번이 흘러내려 주인을 고생시키는 듯해 영 마음이 편치 않았다.

하루는 깨진 항아리가 주인에게 물었다.

"주인님, 새 항아리를 구하면 좋을 텐데, 어찌하여 저를 버리지 않고 계속 사용하십니까? 깨져서 별로 쓸모가 없지 않습니까?"

주인은 조용히 깨진 항아리에게 말했다.

"얘야, 우리가 걸어온 길을 보아라."

여태껏 걸어 다녔던 길가에는 꽃들이 아름다운 자태를 뽐내고 싱싱하게 피어나 있었다.

깨진 항아리는 다시 주인에게 물었다.

"주인님 이렇게 예쁜 꽃들이 어떻게 많이 피어 있을까요?"

"네가 키운 꽃이란다. 너의 깨진 틈으로 새어나온 물을 먹고 자란 꽃이란다."

세상에는 쓸모없는 건 하나도 없다. 깨진 항아리도 제 나름의 역할과 영향력이 있기 마련이다.

사람도 마찬가지이다. 모두가 필요한 존재이다. 그럼에도 많은 이들이 스스로에 대해 부정적으로 생각하곤 한다. 참 쓸모가 없는 존재라는 절망감에 빠져들기도 한다. 생각을 바꿔야 한다. 나는 이미 사랑받기에 충분한 존재라는 사실을 스스로 먼저 인정해야 한다.

행복은 자기 자신을 사랑하고 감사하는 마음에서 시작된다.

### 좋은 스트레스를 친구 삼아라

"당신은 어떻게 해서 암에 걸렸다고 생각하십니까?"

이 질문에 대한 대답으로 많은 사람들이 스트레스를 지목한다. 그렇다. 스트레스가 문제다.

스트레스를 안 받을 수 있을까?

불가능하다고 봐야 한다. 우리는 엄마 뱃속에서부터 스트레스를 받는다고 한다. 그러므로 스트레스를 아예 받지 않겠다는 건 억지에 가깝다.

아예 떼어낼 수 없다면 생각을 달리해야 한다. 평생을 함께할 스트레스를 어떻게 관리 할 것인가? 스트레스를 나의 평생 동반자로 여기고 친구처럼 데리고 다녀야 한다.

흔히 스트레는 무조건 나쁘다고 생각한다. 그렇지 않다. 스트레스는 좋은 유스트레스(eustress)와 나쁜 디스트레스(distress)로 나뉜다. 이 둘의 경계는 생각의 차이에서 비롯된다.

그럼 좋은 친구를 데리고 다니는 게 옳을까? 아니면 나쁜 친구에게 질질 끌려다녀야 할까?

좋은 스트레스는 심신을 안정시키고 자기를 성장시키고 변화시킨다. 면역력을 증가시키고 세포의 활성도를 높인다. 또한 옥시토신이나 엔돌핀 같은 호르몬을 분비시켜 유해한 스트레스 반응을 없애준다.

우리나라는 OECD 국가 중 자살률, 이혼율, 직장인의 스트레스 수치가 1위일 정도로 심각한 상황이다. 학교에서나 직장에서나 1등을 놓치지 않으려는 경쟁심이 가져온 결과라고 할 수 있겠다. 직장인의 91퍼센트가 회사를 그만두고 싶다는 조사 결과만 봐도 얼마나 스트레스에 시달리는지 알 수 있다.

나쁜 스트레스는 우리의 뇌에서 신경전달 물질인 세로토닌 작용을 감소시킨다. 세로토닌 감소로 나타나는 증상이 바로 강박증, 우울증, 불안증, 불면증이다. 신경세포에 민감한 해마의 수가 감소하고 위축된다. 당연히 뇌의 노화가 빨라진다. 이러한 상태가 지속된다면 기억장애, 인지장애를 동반한 치매가 오기 마련이다.

어르신들 중에서 이러한 실례는 종종 볼 수 있다. 가까운 사람들과의 사별, 사회적 실패, 신체적 질병으로 인해 치매가 발병해 심각해지는 경우이다.

### 부정적인 생각을 멀리하려는 마음가짐을 가지라

어떻게 하면 스트레스를 해소하고 긍정적인 삶을 살 것인가?

부정적인 생각으로부터 탈피하려는 노력이 필요하다. 본인의 생각과 감정을 바꾸는 것이다. 좋은 음악을 듣거나, 평소 하고 싶은 일에 집중해 마음을 추스르고, 늘 긍정적인 생활을 하려는 노력이다.

이 세상 주인공은 나 자신이다. 나는 소중한 존재다. 내가 먼저 나를 사랑하지 않으면 안 된다. 우리 집 강아지도 발로 툭툭 차면 남들도 함부로 대한다. 먼저 나 자신부터 사랑하며 이 세상에서 내가 제일 소중한 존재라는 걸 인식하자.

돌아보면 필자는 결혼생활 25년 중 나 자신을 위한 생활이 없었다. 부모님 모시고, 아이들 키우고, 남편 뒷바라지에 전념했다. 대부분의 주부들이 그러하겠지만, 한때 스트레스를 많이 받았다. 스트레스가 깊어지면서 우울증에 시달리기도 했다.

어느 날 문득 초라한 내 모습이 가슴 저린 아픔으로 다가왔다. 벗어나고 싶은 생각이 들었다. 내내 찡그리고 있는 얼굴부터 바꾸고 싶었다. 웃는 연습을 시작했다. 틈틈이 거울을 들여다보며 홀로 해죽해죽 웃어댔다.

그 일을 계기로 내 삶이 하나씩 바뀌었다. 부정적인 시각에서 긍정적인 시각으로. 지금은 너무 많이 웃는다는 소리를 들을 정도다.

# 호기심으로 청춘의 뇌를 만들라

치매 예방의 핵심은 뇌를 활성화시키는 것이다. '잠자는 뇌'가 아닌 '깨어 있는 뇌'를 만드는 훈련이자 과정이다.

그렇다면 뇌가 가장 활발하게 움직이는 상황은 언제 일어나는가?

뇌과학자들의 연구에 의하면, 새로운 상황과 직면했을 때를 꼽는다. 인식 체계가 미처 경험하지 못한 분야와 마주하면 뇌는 적극적으로 활동을 시작한다. 새로운 상황을 이해하고, 대처할 방도까지 궁리해야 하므로 자연스럽고도 당연한 결과이다. 따라서 뇌를 젊게 하는 비법은 새로운 상황과 의도적으로 마주하는 것이다.

특히 호기심에 주목할 필요가 있다. 호기심을 갖는 건 평소보다 한층 더 활발히 뇌를 사용하는 것이기 때문이다.

"이 나이에 배워서 뭐에 써먹겠어?"

"그냥 생긴 대로 살다 갈련다."

"배운다고 제대로 배워지겠어?"

지레 마음의 문을 닫아놓은 경우를 흔히 목격하게 된다. 기회가 없어서도, 잠재된 능력이 부족한 탓도 아니다. 의욕을 스스로 꺾어놓기 때문이다. 문제는 단지 의욕 상실에만 머물지 않는다는 점이다. '잠자는 뇌'를 만들어 치매에게 문을 활짝 열어주게 된다.

### 호기심은 뇌를 위한 가장 좋은 영양분이다

호기심이 제아무리 많더라도 실천으로 옮기지 않으면, 무용지물이다. 생각에 맞춰 실제 행동으로 옮길 때 뇌는 활성화된다.

천성적으로 호기심이 없다고 말하는 이들도 있다. 호기심이 없는 것이 아니다. 호기심을 실천할 용기가 없을 따름이다. 잊지 말자. 무엇인가를 알고 익히려는 자세, 즉 지적 호기심의 실천은 뇌를 위한 가장 좋은 영양분이다.

긍정심리학자 미하이 칙센트미하이는 행복의 핵심 요소로 몰입을 꼽았다. 인생의 순간순간 충분히 몰입을 할 때, 충분한 행복감을 느낀다는 것이다.

몰입이란 지금 하고 있는 일에 푹 빠져 있는 상태를 일컫는다. 만약 익숙한 것이라면 몰입의 문을 열고 들어갈 수 없다. 호기심이 발동할 만큼 새로운 세계일 때 몰입의 경지에 도달할 수 있다.

예컨대 당구를 처음 배울 때, 잠자리에 누우면 천장이 당구대처럼 보인다고 한다. 새로운 것에 자연스레 몰입하게 되기 때문이다.

새로운 것은 몰입의 세계로 안내한다. 몰입은 행복감을 느끼게 한다. 행복감은 곧 뇌에 활력을 준다. 그러므로 호기심을 발동해 새로운 세계를 접하는 것은 청춘의 뇌, '깨어 있는 뇌'로 만드는 지름길인 셈이다.

### 지적호기심으로 깨어난 나의 뇌

필자의 경우 극심한 심리적 갈등을 겪은 적이 있었다. 부모님이 돌아가신 후 심리적 허탈감에서 비롯되었다. 내가 할 수 있는 일이 아무것도 없는 듯 느껴졌다. 무엇인가를 해서 돌파구를 찾아야겠다고 마음먹으면서도 쉽지 않았다. 살림만 하고 살아왔으니 세상 물정에 너무 어두워 두려움이 앞섰다.

주위부터 둘러보기 시작했다. 한때 내가 좋아했던, 새롭게 좋아할 만한 것들을 찾아보았다.

마침 큰아들이 커피 바리스타 과정을 소개해줬다. 당시 순천에는 과정이 없어 광주까지 다니며 배웠다. 낯선 분야였지만 배운다는 자체가 삶의 활력을 주었다.

지적 호기심은 징검다리를 건너듯 다음 디딤돌로 이어졌다. 스피치 강좌, 전통차, 향토문화와 역사, 관광해설사 과정을 마쳤다. 스토리텔링 과정에서 대학의 관광과 교수님들하고 인연이 되어 마흔을 훌쩍 넘긴 나이에 아들보다 어린 학생들과도 공부를 했다. 좋은 강의를 들으러 서울, 부산, 전주 등으로 돌아다녔다.

주변 사람들로부터 그 많은 걸 배워서 어디에 쓸 거냐며 핀잔도 많이 들었다. 그럼에도 멈추지 않았다. 배우는 게 마냥 행복했다. 심리적 허탈감은 어느새 사라졌고, 일상이 기쁘고 즐거웠다.

삶의 활력을 주었던 지적 호기심은 뜻밖의 인생 항로를 열어주었다.

처음엔 내가 강사가 되리라고는 꿈에도 생각지 못했다. 어느 날 막내아들의 여자 친구이자 지금의 며느리가 말해줬다.

"어머니는 강의를 하면 아주 잘하시겠어요."

내가 어떻게 강의를 하겠어, 라고 가볍게 흘리고 말았다. 그러나 그 말은 설렘으로 다가왔고, 결국 며느리의 말대로 강사가 되었다.

필자를 지도해 준 서울의 교수님들이 도대체 무엇을 가지고 그렇게 많은 차수의 치매 예방 교육을 할 수 있냐고 물어온다.

준비된 자만이 기회를 잡을 수 있다고 했다. 복지관 강의 3년 동안 매주마다 새로운 강의안을 만들 수 있었던 것도 그때의 공부가 많은 도움이 되었다. 지적 호기심을 하나씩 채워갔던 과정이 마침내 꿈으로 결실을 맺은 셈이었다.

### 호기심에는 연령 제한이 없다

호기심을 반드시 지적인 분야로 한정시킬 필요는 없다. 새로운 육체적 활동을 시작하는 것 역시 청춘의 뇌로 만드는 훌륭한 방법이다.

쉽게 접할 수 있는 요가나 스포츠댄스도 좋다. 특히 스포츠댄스는 손발을 많이 움직이게 되고 순서를 외워야 하기에 효과가 뛰어나다. 손발을 움직이는 건 뇌를 움직이는 것과 같기 때문이다. 악기를 배우는 등 예술적 활동 기회를 갖는 것도 바람직하다.

필자는 한때 도자기도 배워 보았다. 과정 하나하나 익히는 기쁨도 있었지만 작품이 완성되는 순간, 그 놀라운 설렘과 뿌듯함은 이루 말할 수 없었다.

호기심에는 연령 제한이 없다. 나이 들었다고 주저앉을 일이 아니다.

그랜마 모제스는 미국에서 가장 사랑받는 화가이다. 모제스가 처음 그림을 시작한 나이는 78세였다. 이후 101세로 세상을 떠날 때까지 활기찬 작품 활동을 이어갔다.

호기심으로 새로운 일을 시작해 활기찬 인생을 펼친 사례는 무수히 많다. 가까운 예로 삼성의 이병철 회장을 들 수 있다. 이회장이 반도체 사업을 시작한 나이는 73세였다.

호기심은 젊은이들의 전유물이 아니다. 오히려 나이가 들수록 호기심은 필요하다. 호기심의 실천이야말로 청춘의 뇌로 만들어주기 때문이다.

호기심으로 '깨어 있는 뇌' 속에는 치매가 감히 끼어들 틈이 없다.

# 우리 남편 치매 안 걸리게 하는 방법

즐거움, 웃음, 밝음은 전염이 된다. 미국의 긍정심리학자들이 밝혀낸 바이다. 긍정적 심리는 긍정적 행동으로, 긍정적 행동은 행복을 이끌어내기 때문이다.

"우리 남편은 도대체 웃을 줄을 몰라요."

"너무 무뚝뚝해요."

"매사에 신경질적으로 반응해요."

아내들의 하소연을 자주 듣게 된다. 좀처럼 변하지 않는 남편 때문에 아내는 괴롭다. 남편을 탓하고, 잔소리를 퍼붓고, 때로는 다투기도 한다.

그러나, 변화는 나로부터 시작해야 된다. 내가 먼저 웃어야, 내가 앞서 살갑게 굴어야, 내 편에서 너그럽게 받아줘야 한다.

부부 관계에 대한 재미있는 예화가 있다.

어느 정신과 병동에 한 여인이 찾아왔다. 근심에 가득 찬 얼굴로 의사에게 하소연을 했다.

“저는 더 이상 남편이랑 살 수가 없습니다. 모든 걸 자기 하고 싶은 대로 해놓고 오히려 신경질을 부리고 저에게 화를 냅니다. 욱하는 성질 때문에 못 참겠어요.”

의사는 곰곰히 생각해 여인에게 처방을 내렸다.

“부인이 사는 근처에 신비한 샘물이 있습니다. 샘물을 떠다 남편이 힘들게 할 때마다 한 모금씩 입에 넣으십시오. 절대 삼키면 안 됩니다.”

여인은 샘물을 떠서 집으로 돌아갔다.

남편은 그날도 불평불만을 퍼부으며 아내를 못살게 굴었다. 아내는 낮에 의사가 일러준 대로 물을 입에 넣고 삼키지 않았다. 그날은 싸우지 않았다. 아니 싸울 수 없었다. 입에 물이 있었기 때문에 대꾸를 하지 못했기 때문이다. 그날부터 남편이 힘들게 할 때마다 신비한 물을 입에 넣었다.

그런데 정말 신기한 일이 벌어졌다. 남편은 예전과 다르게 변해갔다. 남편의 변화에 기뻐하며 여인은 의사를 찾아갔다. 기적이라며 샘물의 신비한 효능에 대해 감탄했다.

그제야 의사는 말했다.

“샘물이 신비해서가 아닙니다. 당신의 침묵이 기적을 만들어 낸 것입니다.”

그렇다. 남편의 밝은 모습을 보려면, 아내가 긍정적으로 바뀌어야 한다. 우선, 남편들에게 거짓 웃음이라도 좋으니 밝은 모습으로 대해야 한다.

### 칭찬이 남편의 뇌를 활기차게 한다

그러기 위해선 남편의 자존감을 떨어뜨리는 말을 피해야 한다. 오히려 자존감을 높여줄 만한 말을 일부러 골라 해야 한다.

"당신이 최고야. 당신 멋져. 역시 대단해. 수고했어요."

처음에는 쑥스럽더라도 일부러 남편이 듣기 좋아하는, 긍정적인 표현을 사용할 필요가 있다.

이러한 긍정적인 말은 뇌에 생기를 불어 넣어 준다. 서로 기쁨과 행복감을 주는 단어를 골라 건넸다면 머지않아 부부애는 더욱 깊어질 것이다.

부부가 행복하게 살아간다는 건 어느 한 쪽의 배려심이 없이는 불가능하다. 아내는 사랑을 먹고 살고, 남편은 칭찬을 먹고 산다지 않던가. 남편의 마음을 움직이게 하는 것은 칭찬과 감사이다.

"청소 해 줘서 고마워요. 당신이 욕실 청소를 하니 반짝반짝 광이 나네요."

남편을 추켜세우는 말이 남편의 뇌를 활기차게 만들어준다.

부정적인 단어를 자주 사용하는 부부는 이혼할 확률이 높다는 연구결과가 있다. 부정적 말과 행동은 관계의 악화에 그치지 않는다. 크나큰 심리적 상처가 되어 훗날 치매로 이어진다.

## 뇌 구조의 차이를 알면 남편의 치매를 예방할 수 있다

중년이 되면 남자들은 머리가 빠지기 시작한다. 필자의 남편도 예외가 아니었다. 정수리가 어느 순간부터 휑해지면서 스트레스를 받았다. 날마다 거울 앞에 서서 정수리를 감추는 작업을 했다. 옆머리를 덮어 스프레이를 뿌리는가 싶더니, 어느 날은 머리를 묶기 시작했다. 창피해서 같이 못 다니겠다고 난리를 쳐도 막무가내였다.

아침이면 거울 앞에서 엄청난 시간을 투자하는 남편에게 말했다.

"내가 보기엔 당신 이 세상에서 제일 멋져!"

날마다 그렇게 말하며 엉덩이까지 토닥토닥 해 주었다. 빈말인지 알겠지만 기분은 좋았던지 집을 나갈 때마다 빙긋이 웃었다.

그게 바로 남자다. 남자는 뇌가 단순하다.

여자는 설거지 하면서 친구와 전화 통화를 하고 텔레비전도 볼 수 있다. 남자는 그렇지 않다. 보나마나한 연속극임에도 불구하고 오로지 한 곳에만 집중을 한다. 도중에 혹여 심부름이라도 시키면 버럭 화를 낸다.

이유는 간단하다. 남자는 뇌를 동시에 사용할 수 없기 때문이다. 하나의 목표에 마음을 두면 다른 것들은 좀처럼 돌아보지 못한다.

남자의 뇌는 오랜 세월을 거쳐 그렇게 단련되어 왔다. 석기시대부터 남자의 목표는 수렵이었다. 어느 지형에 사냥감이 있을 것인가, 어떤 방법으로 포획할 것인가, 어떻게 무사히 집으로 돌아올 것인가에 집중되어 있었다.

한편 여자들의 목표는 훨씬 다양했다. 아이들을 돌보고, 살림을 하고, 잡아온 사냥감을 손질하는 등 뇌를 다방면으로 사용해 왔다. 여러 일을 동시에 수행할 수 있도록 뇌를 단련시켰던 셈이다.

남자들은 왜 여자들보다 운전을 잘 하고 길을 잘 찾아다닐까? 바로 답이 여기에 있다. 남자들은 오로지 길에 집중한 반면, 여자들은 여러 정보를 동시다발 습득하기 때문이다.

뇌를 알고 나면 아내는 남편을 정확히, 더 많이 이해하게 된다. 남편은 단순한 뇌의 소유자이다. 뇌를 한 방면으로 사용하기 때문에 무슨 일이 있을 때, 상황과 이유를 정확히 말로 해줘야 이해한다.

### 단순해서 치매에 취약한 남성의 뇌

헝가리 세게드 대학에서 남녀 뇌의 차이에 대해 연구를 했다. 그 결과 남성의 뇌가 여성의 뇌보다 빨리 늙는다는 것이었다. 이유는 뇌를 폭넓게 사용하지 않기 때문이다. 그러므로 남편의 치매 방지는 구조적으로 건강한 쪽인 아내가 나서야 한다.

또한 뇌의 기능에도 차이를 보인다. 서울대 의대 서유헌 교수에 의하면 남자는 분석적이고 언어적인 활동을 할 때 주로 왼쪽 뇌를 사용한다. 하지만 여자는 양쪽 뇌를 동시에 사용한다.

듣고 말하고 기억하는 측두엽 부위의 신경세포 숫자도 남자가 10퍼센트 정도 적다는 사실을 밝혀냈다. 따라서 왼쪽 대뇌가 손상되면 여자보다 남자가 더 치명적 언어장애를 일으킨다.

그뿐이 아니다. 여자들은 분위기 등 대상에 대한 전체적인 파악 능력이 뛰어나다. 풍부한 감성을 이용, 각종 스트레스를 해소할 수 있어 남자보다 장수할 확률이 높다. 즉 여자들은 남자들에 비해 이야기를 잘 하고 잘 웃는 등 세련된 감정 컨트롤로 스트레스를 해소하는 것이다.

이러한 뇌 기능 차이들로 인해, 여자들의 평균 수명이 남자보다 높다. 100세 이상 장수한 사람 중에서도 여자가 두 배 이상 많다.

남자도 오래 살기 위해서는 울고 싶을 때 울 줄 알아야 한다. 이야기할 때 너무 논리를 앞세울 것이 아니라 상대방의 감정과 분위기를 파악해야 한다. 수다도 떨 줄 알아야 한다.

### 옷을 갖춰입고 화장을 하는 것만으로도 뇌가 활성화된다

홀애비는 이가 서 말, 과부는 쌀이 서 말이다.

이 속담 속에서 남자와 여자의 속성을 엿볼 수 있다. 남편들은 사회적인 지위나 평가에 지속적으로 관심을 기울인다. 사람마다 약간의 차이가 있겠지만, 옷차림 등 외모에는 무관심한 편이다. 결국 아내가 속옷부터 겉옷 코디까지 다 해 줘야 한다.

이런 남편에게는 치매가 오기 쉽다. 자기 스스로 취향에 맞게 옷을 입는 센스를 발휘할 기회가 필요하다.

옷 하나도 제대로 못 갖춰 입는 남편의 경우, 만약 아내가 먼저 세상을 떠나게 되면 무기력감에 빠지게 된다. 무기력은 치매로 가는 지름

길이다.

치매 예방을 위해 젊게 살려는 자세가 필요하다. 생각뿐만 아니라 행동거지도 젊어지려는 노력을 할 때 치매와 멀어진다.

남자들은 복장부터 신경써야 한다. 축 늘어진 트레이닝복이나 잠옷 차림은 금물이다. 가능한 딱 맞는 사이즈의 젊은 스타일로 입는 게 좋다. 짙은 색의 옷보다는 생기가 넘치는 밝은 색상의 옷이 좋다.

여자의 경우도 마찬가지이다. 화장을 안 하고 민낯으로 지내는 시간이 많다면, 치매에 공격당할 위험이 높아진다. 화장은 가슴을 설레게 한다. 가슴 설렘은 곧 치매를 예방하는 일이다. 방에만 틀어박힌 우울증 환자에게 화장을 하게 하면, 밖으로 나가고픈 충동을 불러일으킨다. 사소한 행동만으로도 뇌 활성화가 이뤄진다.

### 치매 예방을 위해 대외 활동을 넓히라

이혼한 남자는 평균에 비해 10년이나 수명이 짧다. 아내를 둔 남자는 감사해야 한다. 버리지 않고 살아준 아내 때문에 수명이 10년이나 연장된 셈이다.

아내는 치매 예방을 위해서라도 남편의 대인관계를 넓힐 수 있도록 도와야 한다. 취미생활, 동호회 가입 등을 통해 꾸준히 사람들과 교제하도록 해야 한다.

65세 이상 집안에만 틀어박혀 있는 사람은 대외 활동을 활발히 하는 사람에 비해 사망률이 3배나 높다고 한다.

결론적으로, 남자의 뇌는 단순하다. 단순한 뇌가 치매에 노출될 위험이 크다. 그러므로 단순한 뇌를 멀티로 사용할 일상의 습관을 만들어줘야 한다. 뇌가 자극을 받아 끊임없이 활동하도록 도와줘야 한다.

# 왜 여자가 남자보다 치매 환자가 많은가?

"왜 치매 환자 중에는 여자가 더 많죠?"

"여자가 원래 치매에 더 잘 걸리는 건가요?"

강의 현장에서 만나는 여성들에게서 자주 듣는 볼멘 하소연이다. 멀티가 안 되는 남자에 비해 다양한 일을 해내는 게 여자가 아니던가. 확실히 억울할 만하다.

요양병원이나 주간보호센터를 가보면 남자보다 여자 환자가 훨씬 많다. 통계에 의한 수치도 그렇다. 치매 환자 중 여자가 70퍼센트, 남자가 30퍼센트이다.

여성들은 남성들에 비해 평균 수명이 훨씬 길다. 그렇다 보니 자연스러운 결과이기도 하다. 단지 수명에만 치매 혐의를 두기에는 문제가 있다. 여성의 신체적 변화를 주목해야 한다. 바로 갱년기 이후 여성 호르몬의 부족이다.

난소는 여성호르몬을 분비해 주는 중요한 역할을 하는 곳이다. 여성호르몬의 역할로 인해 초경을 하고 임신과 출산 수유를 경험한다. 여성호르몬이 제대로 분비되지 않아 균형이 깨지면 몸속에 많은 변화가 오게 된다.

그렇다면 여성호르몬의 분비를 지시하는 관제탑은 어디일까?

바로 뇌의 시상하부이다.

여성호르몬과 밀접한 관계가 있는 폐경기와 갱년기를 겪으면서 여성들은 심신의 많은 변화와 고통을 받게 된다. 뇌 시상하부의 무리로 인해 자율신경계를 조절할 수 없게 되기 때문이다. 바로 여성호르몬의 부족에서 그 이유를 찾을 수 있다.

남자들은 선천적으로 혈관이 튼튼하다. 어느 정도 내구성을 지닌 셈이다. 그에 비해 여성들은 여성호르몬이 혈관을 보호해 주는 역할을 했다. 여성호르몬의 부족은 당연히 혈관 보호 능력이 떨어지는 결과를 가져온다. 갱년기에 이른 여성에게 혈관으로 인한 질병이 많은 이유이다.

### 칼슘 부족이 치매와 관련있다

여성호르몬의 분비가 원활치 못한 까닭은 여러 가지가 있다. 나이 들어 나타나는 신체적 한계는 차치해 놓고라도 불규칙한 생활 습관, 운동 부족, 수면 부족, 비만, 과도한 다이어트 등을 꼽을 수 있다. 우선, 생활의 습관을 고치는 것이 호르몬 결핍을 막는 방법이다.

여성호르몬 결핍의 이유 중 하나가 칼슘이다. 몸에 칼슘이 부족하면 141가지의 병에 노출된다는 연구 보고가 있듯, 칼슘 부족은 갱년기 여성에게 치명적 독이 된다.

칼슘이 부족한 여성은 신경전달 체계에 장애가 생긴다. 당연히 사고력과 기억력에 어려움을 겪는다. 의사들이 치매 예방의 일환으로 칼슘 섭취를 권장하는 이유가 여기에 있다.

우유, 치즈, 요구르트 같은 유제품에 칼슘 함유량이 많다. 실제로 일본에서 실시한 조사 자료에 의하면 유제품을 꾸준히 섭취한 사람들은 골절상을 당하지 않는 것으로 드러났다. 멸치, 뱅어포, 미꾸라지, 전어, 장어, 정어리 등에도 칼슘이 많이 들어 있다. 특히 이러한 생선에는 DHA와 EPA 등의 불포화지방산이 많아 혈관 건강에 탁월한 효과를 보인다.

칼슘이 풍부한 채소 섭취도 필요하다. 무말랭이, 고구마 줄기 등에는 비타민D까지 함유되어 있다. 비타민D는 칼슘의 흡수를 촉진시키니 일거양득인 셈이다.

비타민D가 부족하다 보면 면역력이 떨어진다. 당뇨병에 노출되기 쉽다. 우울증, 심뇌혈관 등 건강에 적신호가 켜지게 된다. 비타민D는 근육을 건실하게 만들어 평형감각을 유지시켜 준다. 골절 예방을 돕는다. 나이가 들면 자주 넘어지고, 젊었을 때와 달리 넘어지면 큰 사고로 이어진다. 비타민D 부족 때문이다.

비타민D는 대부분 우리가 자외선에 노출되었을 때 피부에서 만들어진다. 여성들은 자외선 차단제를 많이 사용한다. 따라서 비타민D 부족 현상은 남성보다 여성이 훨씬 많다. 남성보다 여성이 비타민D가 풍부한 음식물을 더 많이 섭취해야 하는 이유이다.

호르몬 결핍에는 심적인 요인도 중요하다. 스트레스 영향을 가장 많이 받는 곳이 또한 시상하부이다. 호르몬 분비의 관제탑인 사상하부가 스트레스로 인해 타격을 받으면 호르몬의 분비에 문제가 생긴다.

### 가슴 설레는 일에 뛰어들기

가슴 설레는 일에 뛰어드는 자세가 필요하다. 나이 들었다는 이유로 의욕을 꺾고 기회를 거절하는 것은, 치매를 내 안으로 불러들이는 결과를 가져온다.

일본의 100세 할머니 시인 시바타 도요는 90세에 처음 시를 쓰기 시작했다. 늦었다고 주위에서 판단할 때, 스스로 가슴 설레는 일에 뛰어들었던 셈이다. 이후 101세 세상을 떠날 때까지 시 쓰기를 멈추지 않았다.

시바타 할머니는 유복한 쌀집의 외동딸로 태어났다. 10세 때 집안 형편이 어려워 음식점에서 더부살이를 했다. 33세 때 주방장인 시바타 에이키치와 결혼을 했다. 그 후 요리사인 남편을 먼저 보내고 90세에 이르러 아들의 권유로 시를 쓰기 시작했다. 첫 시집'약해지지 마'는 158만부가 팔렸다. 일본에서는 시집으로 1만부만 팔려도 성공작으로 평가받는다고 하는데 상상을 초월한 일이었다. .

시바타 도요 할머니는 가슴 설레는 일에 뛰어들기를 주저하는 이들에게 말했다.

"근심을 해결하는 가장 손쉬운 방법은 직접 행동에 옮기는데 있다."

### 약해지지 마

있잖아, 불행하다고 한숨짓지 마
햇살과 산들바람은 한쪽 편만 들지 않아
꿈은 평등하게 꿀 수 있는 거야
나도 괴로운 일 많았지만
살아 있어 좋았어
너도 약해지지 마

### 살아갈 힘

나이 아흔을 넘기며 맞는 하루 하루
너무나도 사랑스러워

뺨을 어루만지는 바람

친구에게 걸려온 안부전화
집까지 찾아와 주는 사람
제각각 모두
나에게 살아갈 힘을 선물하네

읽으면 읽을수록 가슴속 깊이 와닿는다.

필자 또한 나이는 숫자에 불과하다는 아들의 조언으로 늦은 나이에 공부를 시작했다. 힘들었지만 가슴 설레는, 너무나 많은 행복한 시간이었다.

주위에서 나이를 탓하면서 아무것도 못하는 여성들을 많이 보게 된다. 여자라는 이유를 내세워 지레 포기하고 만다. 스스로 치매에게 어서 오라고 손짓하는 것과 같다.

지금 도전하지 않으면 평생 후회로 남겨두게 된다.

후회 없는 100세, 치매 없는 미래를 살기 위해선 꾸준히 도전하는 삶을 살아야 한다. 가슴 설레는 일로 치매를 향한 문에 단단히 빗장을 채워야 한다.

# 산책의 즐거움으로 치매 걱정을 떨쳐내라

어느 날 제자들이 괴테에게 물었다.

"작품 활동을 계속 할 수 있는 창작의 비결이 무엇입니까?"

"산책이라네."

괴테는 간단히 대답했다. 책상 앞에서 머리를 쥐어뜯으며 고민하는 것이 아니라 산책이라니, 다소 엉뚱하게 들리는 대답이었다.

치매에 잘 안 걸리는 직업 중 하나가 예술가다.

일본에 예술가들이 많이 모여 사는 지역이 있다. 그곳에는 의구심이 들 정도로 치매 환자가 없다. 의사가 지역의 사회복지사들에게 그 이유를 물었다. 정확한 답을 하지 못했다. 다만 여느 사람들에 비해 유난히 산책을 자주하는 편이라고 했다.

애플의 스티브 잡스나 페이스북의 마이크 저커버그도 산책을 즐겼다. 주요 인사의 면접을 산책을 하면서 결정했다. 중요한 안건 회의도 산책을 하며 진행했다.

산책은 단지 몸을 움직이는 수준이 아니다. 산책을 통해 뇌를 활성화시킨다. 산책으로 창조력을 높이고, 아이디어를 얻는다.

정지 상태보다 가볍게 몸을 움직일 때 사고 능력은 활발해진다.

산책을 하면 뇌가 먼저 반응한다. 행복호르몬이라 불리는 세르토닌의 분비가 이뤄져 뇌의 활성화를 돕는다.

### 건강과 장수의 비결 산책

필자는 대가족인 종갓집에서 성장했다. 할머니가 두 분이셨다. 할아버지가 두 집 살림을 차린 것이 아니다. 큰집에 아들이 없다 보니 아버지가 독자임에도 양자로 간 때문이다. 그래서 아버지에겐 어머니가 두 분이었다. 필자에게도 큰할머니와 할머니, 그렇게 두 분이었다.

고모가 다섯인데 필자의 어머니가 딸 셋을 낳았다. 유년 시절 집안에는 온통 여자들이었다. 후에 어머니가 아들 셋을 줄줄이 낳긴 했지만. 할아버지는 화가 나면 '쓰잘 데 없는 가시내 새끼들'이란 말을 많이 하셨다. 할아버지 입장에서 보면 그럴 만도 했겠지만, 어린 필자로선 정말 듣기 싫은 말이었다.

중학교에 들어가 한자를 배우면서 필자의 이름이 맑을 숙에 계집 희라는 걸 알았다. 듣기 싫었던 말이 이름 속에 들어 있다 보니, 정말 못마땅했다. 그 시절에는 숙희라는 이름이 흔해서 더 마음에 들지 않았다.

세월이 흘러 지리산에서 수도중인 한 선생님을 알게 되었다. 그분은 필자의 이름이 좋다며 잘 어울린다고 했다. 고려시대 여자들이 득세를 하다 보니 조선을 건국한 이후 '아씨 희'를 '계집 희'로 바꿨다면서 자료를 보여줬다.

'맑을 숙'에 '아씨 희'라고 생각하니 이름이 정겹게 들렸다. 뭐든 마음먹기 나름이었다.

지금도 잊혀지지 않는 일이 있다. 큰할머니는 규칙적으로 산책을 했다. 오후 4시쯤 집을 나서 1시간쯤 전답을 둘러보곤 했다. 하루도 거르는 법이 없었다. 궂은 날에도 산책을 나서는 모습이 어린 나에게는 이상하게 보였다.

치매 예방 공부를 하면서 알았다. 할머니의 건강과 장수 비결이 바로 산책이었다. 96세까지 병원 문 앞에도 가보지 않고 건강을 유지한 이유였다.

### 다리가 걷지만 뇌가 걷는 것이다

유산소 운동은 치매 예방에 아주 좋은 운동이다. 이미 과학적으로 입증된 바이다.

근육을 많이 사용하는 격렬한 움직임은 피해야 한다. 뇌에 산소를 지속적으로 공급하기 어렵기 때문이다. 가벼운 몸놀림이면 충분한 산책이 바람직하다.

산책은 전두엽에 자극을 준다. 자연스럽게 뇌를 활성화시켜 주는 셈이다. 또한 산책을 하며 온몸으로 받아들이는 적외선은 면역기능을 강화시켜준다.

우리는 다리가 걷는다고 생각한다. 사실은 뇌가 걷는다.

말하는 것도 마찬가지다. 뇌에서 어떠한 정보를 전달 처리해줘야 입으로 말을 할 수 있다. 걷는다는 것도 뇌를 움직이게 하는 것이다. 균형을 잡는다든지 걸어갈 공간을 기준으로 바라보는 것 또한 뇌가 하는 일이기 때문이다.

치매 예방과 개선을 위해 하루 30분 산책이 필요하다. 그렇다면 어떻게 걸을 것인가. 딱히 방법이 정해져 있진 않다. 자신의 패턴으로 꾸준히 실천하는 것이 중요하다.

### 뇌를 움직이는 활동을 하면서 걷기

나이가 들수록 건망증이 심해지고, 기억력이 줄어드는 이유는 베타 아밀로이드라는 치매 독성 물질이 바로 측두엽 해마 주변에 쌓이기 때문이다.

해마는 기억을 저장하고 끄집어내는 역할을 한다. 따라서 해마를 방치하면 점점 더 악화된다. 일부러라도 자꾸 기억을 되살리는 훈련을 해야 한다.

걸을 때에도 무심코 맥을 놓고 걷는 건 바람직하지 않다. 뇌를 활성화시킬 방법, 즉 멀티태스킹(Muiti-tasking)을 찾아내길 바란다. 산책 중 머리를 많이 쓸 수있는, 자신에게 어울리는 방법이 좋다. 음악을 들으며 걷는다든지, 하나의 주제를 정해 궁리하며 걷는다든지…….

어르신과 산책을 나섰다면, 끝말잇기를 해보는 것도 좋다. 과일, 동물 등 생활공간에서 흔히 접하는 범위 내에서 이름들을 서로 번갈아 말하는 퀴즈 놀이도 괜찮다. 100부터 1까지 거꾸로 세면서 걷는다든지, 알파벳을 거꾸로 읽으면서 걷는 것도 좋다. 또한 앞으로만 걸어갈 것이 아니라 뒤로도 걸어보는 것도 효과적인 방법이다.

필자는 치매 예방 공부를 시작한 이래 아침저녁으로 산책을 해오고 있다. 걸으며 많은 생각을 한다. 강의 자료도 재구성하고, 새로운 아이디어도 얻는다. 걸으며 끊임없이 뇌를 사용한다. 건강은 물론 자연의 변화를 통해 맛보는 즐거움 역시 크다. 그저 걸었을 뿐인데 뇌에 오감이 전달되는 느낌이다. 절로 행복감이 느껴진다.

몸이 움직이면 뇌도 움직인다. 치매 예방을 위해 꾸준한 산책이 필요하다. 필자의 할머니처럼 96세까지 치매 없이 살기를 원하는가. 산책을 하자. 산책에는 치매 예방을 위한 비밀이 숨겨져 있다.

### 의존도가 높은 사람이 치매 확률도 높다

나이 어린 부인과 결혼한 사람은 치매에 걸리지 않는다고 한다.

젊은 아내에 맞춰 대응해야 하기에 끊임없이 긴장하고 젊음을 유지하려 노력하기 때문이다. 젊음을 지키려고 노력하는 것이야말로 치매 예방이다.

부부 중 의존도가 높은 쪽일수록 치매에 걸리기 쉽다. 상대가 해주길 바라는 수동적인 사람에게 치매 확률이 높은 것이다. 몸이 정지하면 뇌도 자연스레 멈추기 때문이다. 따라서 무슨 일이든 자기 스스로 하는 습관을 가져야 한다. 상대를 위해 이것저것 알아서 대신 해주는 자세도 금물이다. 아내의 지나친 배려는 남편에게 치매 걸린 확률을 그만큼 높이는 결과를 가져온다. 당장은 야속할지라도 본인의 일은 스스로 할 수 있게 해야 한다.

몸을 움직이는 것은 단지 신체적 건강을 지키기 위해서만은 아니다. 뇌를 깨우고 활기차게 운동하도록 하는 것이고, 결국 치매로부터 나를 지키는 것이다. 귀찮다고 하는 순간 치매는 친구하자고 따라온다. 뇌를 푹 쉬게 해서도, 잠을 재워서도 안 된다.

### 걷는 습관이 치매 예방의 지름길

우스운 이야기로, 모범적이고 성실한 남편보다 바람을 피는 남편이 치매에 걸릴 확률이 적다고 한다. 아내에게 들키지 않기 위해 끊임없이 머리를 쓰기 때문이라고 한다. 물론 바람을 피우라는 뜻은 아니다.

홀로 산책하는 것보다 동반자와 함께 하는 것이 좋다. 특히 부부 사이라면 더더욱 효과적이다.

주말이면 부부가 함께 자가용을 버리고 대중교통을 이용해 쇼핑에 나서는 것도 바람직하다. 백화점 등 대형마켓은 이동 거리가 많아 자연스레 산책 효과를 보게 되고, 쇼핑을 통해 이런저런 선택을 하게 되므로 뇌를 활성화시키는 계기가 된다. 백화점 나들이는 치매 예방을 위한 산책길인 셈이다.

치매는 타고난 질병이 아니다. 한 집안에 여러 명의 치매 환자가 발생했다고, 지레 두려움에 사로잡힐 필요가 없다. 치매는 유전자적 요인에서 오는 게 아니다. 굳이 이유를 찾는다면 가족의 생활 습관과 환경이 비슷하기 때문이다.

가족 내 치매 환자가 많다면, 기존의 생활 습관과 환경부터 바꾸려고 노력해야 한다.

걷기는 좋은 생활 습관이다. 걷기를 일상생활로 삼아야 한다.

걷는 것만으로도 치매는 저만치 달아나게 될 것이다.

# 귀가 즐거우면 뇌는 춤을 춘다

'음악가들은 다른 직업군의 사람들보다 평균 38퍼센트 더 오래 산다.'

미국의 한 생명보험 회사의 조사 통계이다.

음악가들은 장수한다. 아흔 살을 넘긴 음악가만 해도 시벨리우스, 루빈스타인, 토스카니니, 발터, 클렘페러, 카잘스 등등 무수히 많다. 20세기 최고의 첼리스트 파블로 카잘스는 97세로 사망하기 직전까지 첼로를 손에서 놓지 않았다. 퓰리처 음악상을 두 차례나 수상한 작곡가 엘리엇 카터는 103세까지 장수했으며, 90세에 첫 오페라를 작곡하였다. 지난 해 내한 공연을 한 지휘자 주빈 메타의 경우, 83세로 거동이 불편해 지팡이에 의지했음에도 2시간 동안 열정적으로 지휘를 했다.

이들은 단지 오래 살았던 것이 아니다. 마지막 순간까지 온전한 정신을 유지한 채 현역으로 왕성하게 활동을 했다. 치매와 무관한 삶을 살았다는 의미이다.

그렇다. 음악가들은 치매에 잘 걸리지 않는다. 그 이유는 무엇일까.

연주가든 지휘자든 그들은 자주 손을 움직인다. 의미 없이 반복적으로 움직이는 것이 아니라 생각한 그 무엇을 손으로 옮겨놓는다.

손은 필연적으로 뇌와 깊은 연관을 갖고 있다. 오죽하면 손을 '제2의 뇌'라고 일컫겠는가. 대뇌에서 운동감각을 담당하는 중추신경의 30퍼센트가 손과 연결되어 있다. 뇌의 노화를 막는 적극적인 방법 중 하나는 부지런히 손을 움직이는 것이다.

### 악기 연주는 최고의 치매 예방법이다

음악은 우리 뇌를 건강하게 만들어주는 보약이다.

치매 환자들이 음악을 듣고 잃어버린 감정과 기억을 되살렸다는 사례도 종종 보고되고 있다. 젊은 시절 좋아했던 음악을 들려줌으로써, 기억력이 향상되고 시간이 지날수록 인지능력 향상에 도움을 주는 리듬감을 찾을 수 있다고 한다.

확실히, 음악은 듣는 것만으로도 기분이 한없이 좋아지는 일이다. 뇌의 보수계 영역이 활발해지기 때문이다. 여기에 악기까지 다룬다면, 그 효과는 더욱 커진다. 악기 연주는 손가락 끝을 움직이므로 뇌를 자극해 기능을 활성화시키기 때문이다.

악기 연주는 손가락 끝뿐만 아니라 손목, 팔꿈치, 어깨, 몸통까지 평소에 쓰지 않는 다양한 근육과 관절을 사용한다. 이렇게 많은 관절을 의도적으로 조절하기는 불가능하다. 하지만 악기 연주는 무의식적으로 다양한 관절을 써서 운동하게 만든다.

일례로 피아노 연주는 치매 예방을 위한 적극적인 방법이다. 손은 물론이고 페달을 밟기 위해 발까지 움직이기 때문이다. 이러한 일련의 동작은 뇌의 다양한 영역을 자극한다. 양손을 사용하는 탓에 피아노 연주를 오래 할수록 뇌의 오른쪽 왼쪽을 이어주는 역할을 도와 뇌가 활성화된다.

피아노를 쳐보았던 사람이라면 나이와 상관없이 다시 시작해 볼 것을 권한다. 물론 새로 익히는데 노력과 수고가 뒤따라야겠지만 그 과정이 곧 치매를 예방하는 효과가 있다. 그러므로 결과와 상관없이 천천히 그 과정을 즐기면 된다.

음악은 멀티태스킹을 활용하는 작업이다. 악보를 보면서 연주하는 것은 사실 뇌의 활동을 적극적으로 돕는 행위이다. 맨 먼저 악보를 읽어서 뇌의 작업 기억으로 보존한다. 그 다음, 언어와 음운 정보의 저장고 역할을 하는 음운 루프라는 것에 기억시키고, 손을 사용해 악기를 연주하는 것으로 그 정보를 끄집어낸다. 이 과정에서 인지기능이 풀가동하게 된다. 결국 모든 뇌 영역을 전 방위로 사용하는 셈이다.

또한 연주는 창조 영역으로도 이어진다. 무언가를 만들어내는 것은 전두엽의 기능을 크게 향상시킨다.

지금까지 악기를 연주한 적이 없다면 갑자기 시작하라는 것이 부담스러울 수도 있다. 그러나 그 효과를 생각한다면, 망설일 이유가 없다.

둘러보면 악기를 배울 만한 곳은 얼마든지 있다. 평생교육원이나 문화센터에서 기회를 쉽게 접할 수 있다.

서툴더라도 하나씩 익혀가는 과정에만 집중하면 된다. 타인의 눈치를 볼 까닭이 없다. 치매 예방을 위한, 결국 자신의 밝은 미래를 위한 적극적인 투자이기 때문이다. 시간이 지나면 자연스럽게 소중한 취미가 되어줄 것이다. 악기 연주는 뇌 전체를 쓸 수 있는 훈련이자 여생의 기쁨을 안겨주는 선물이다.

### 가수 현미가 손꼽는 치매 예방법은 노래 부르기

노래 부르기는 뇌에 어떤 작용을 할까?

노래도 별다른 생각 없이 부르는 것 같지만 알고 보면 그렇지 않다. 노래를 부르려면 가사를 외우고 멜로디를 기억해야 한다. 자연스레 뇌를 많이 사용하고 있다는 뜻이다. 내가 좋아하는 노래는 되도록 가사를 외워서 부르는 것이 바람직하다. 뇌의 기억 장치를 작동시키기 때문이다.

노래 부르기는 손쉽게 큰 효과를 볼 수있는 좋은 치매 예방법이다. 노래 부르기로 스트레스가 발산되어 고혈압 환자의 혈압이 내려갔다는 보고도 있다. 스트레스도 고혈압도 뇌에 악영향을 끼친다. 노래를 부르는 것만으로도 뇌에 좋지 않은 것을 떨쳐버리는 효과가 있다.

가수 현미는 여든이 넘었음에도 신체 나이는 50세를 유지하고 있다고 한다. 무엇보다 뇌혈관 나이가 30, 40대 수준이라고 하니 대단하지 않을 수 없다. 그 비결이 궁금하다.

그녀는 집에서 나설 때마다 이렇게 외친다고 한다.

"자기 건강은 자기가 지켜야 한다. 오늘도 싱그러운 모습을 보이자."

이렇듯 긍정적인 다짐으로 하루를 시작한다. 이러한 삶의 태도와 각오가 현미씨의 건강을 유지시켜주는 비결인 셈이다.

그러나 그녀에게도 가슴 아픈 사연이 있다. 그녀의 어머니는 어렵던 시절 8남매를 키워낸 자랑스런 분이었다. 미국에 사는 막내의 아이들을 돌봐주면서 10년이란 세월을 이국땅에서 보냈다. 영어를 한마디도 못하는 어머니는 밖에도 나가지 못하고 집에만 머물러야 했다.

집에만 틀어박혀 지낸 탓이었을까, 여장부였던 어머니에게 치매가 왔다. 한국으로 돌아온 어머니는 겨우 딸을 알아볼 정도였다. 병원에서는 이미 한쪽 뇌가 다 망가져 달리 손을 쓸 도리가 없다고 했다.

최근 기억은 다 잊어버리고 먼 옛날 기억만 남아 있었다. 특히 힘들었던 시절에 고정되어 있어 이른 새벽이면 집을 나가 아파트 쓰레기 수거함을 뒤졌다. 수저, 칫솔 등 쓰레기를 옷 속에 가득 넣은 채 쪼그려 앉아 있곤 했다.

더러는 경찰서에서 '현미 엄마라는 분이 오셨는데 혹시 어머니가 아닌가요?'라는 전화가 오기도 했다. 그래도 끝까지 딸의 이름만큼은 잊지 않고 기억했다.

그녀는 이모와 함께 어머니를 간병했다. 어머니가 돌아가시자 이모마저 치매 판정을 받았다. 치매 가족력을 의심할 수밖에 없었고, 자연스럽게 치매 예방에 관심을 갖게 되었다.

그녀의 치매 예방법은 3가지다.

긍정적인 마음 갖기, 규칙적인 식사, 뇌를 자극하는 활동.

그녀는 뇌를 자극하는 활동으로 노래 부르기를 꼽는다. 지금도 문화 센터에서 노래교실 강사로 활동하고 있다. 어르신들에게 2주마다 신곡을 한 곡씩 외워서 부르게 한다.

머리 쓸 일이 없는 나이에 가사라도 외워서 불러야 치매 예방에 큰 도움이 된다는 것이, 그녀의 치매 예방법이다. 그녀 역시 20년이 넘게 열심히 봉사를 하다 보니 40, 50대보다 훨씬 가사를 잘 외우게 되었다고 한다.

### 음악과 가까와지는 만큼 치매와는 멀어진다

음악에는 기억을 불러오는 기능도 있다.

옛날에 들었던 곡을 우연히 들으면 당시의 기억이 되살아나는 일을 종종 경험한다. 익숙했던 가사와 리듬이 해마를 자극하기 때문이다. 해마는 기억을 관장하는 뇌의 영역으로, 자극을 가하면 과거의 기억들을 되살려낸다. 다시 말해, 음악이 머릿속에 보존되어 있는 정보를 불러올 수 있다는 의미이다.

음악치료라는 말이 주목받는 요즈음이다. 충분히 근거가 있고, 실제로 여러 방면에서 활용되고 있다. 뇌출혈이나 뇌경색, 외상 등으로 발생한 기억 장애를 치료하는 데도 쓰인다.

악기를 배우고, 콘서트에 가고, 친구와 함께 연주를 하다 보면 자연스럽게 커뮤니케이션의 기회도 생긴다. 음악은 듣고 있는 것만으로도, 연주하는 것만으로도, 노래하는 것만으로도 행복하다. 그리고 훨씬 더 행복한 일이 뇌 속에서 일어난다.

음악을 들으면 마음이 안정되고 즐겁고 기분이 좋아지는 경험을 하게 된다. 정신적으로도 안정을 줄 뿐만 아니라, 뇌 기능에도 효과가 있다. 앞으로 치매 예방과 진행 억제에 음악치료가 많이 활용될 것이다.

실제로 단기기억력과 언어 의사소통 능력을 상실한 치매 환자에게 음악은 매우 탁월한 효과를 발휘한다. 젊은 시절 좋아했던 노래를 들려주는 것만으로도 과거 기억을 다시 회상할 수 있기 때문이다.

음악은 치매 없는 미래를 보장해 준다. 음악과 가까워지는 만큼 치매와는 멀어진다. 역설적으로 치매와 친해지고 싶다면 음악과 담 쌓고 지내라.

### 청력 약화도 치매를 부추긴다

80세 어머니가 TV를 보는 중이었다. 아들이 곁에 다가온 줄도 모른 채 자못 심각한 얼굴로 건강 프로그램에 빠져 있었다.

아들이 물었다.

"어머니 무슨 걱정이 있으세요?"

어머니는 한숨을 폭 쉬더니 말했다.

"내가 아무래도 이 병에 걸린 것 같다. 나도 요즘 쉽게 피곤하고 무기력하고 입맛도 없는 것이 아무래도 이 병 증세랑 똑같아.”

아들은 어머님을 위로도 할 겸 프로그램을 같이 보는데, 아나운서가 마지막 멘트로 마무리를 했다.

“지금까지 전립선암에 대해서 알아보았습니다.”

웃어넘길 엉뚱한 상황이지만, 실상을 들여다보면 안타깝기 그지없다. 어머니는 듣고 싶어도 제대로 듣지 못했던 셈이다.

사람은 소통 중 많은 부분을 청각에 의지한다. 그러나 나이가 들수록 청력은 약해질 수밖에 없다. 타인의 말을 잘 알아듣지 못하게 되면서 자연히 집에만 틀어박혀 지내게 된다.

청력 약화의 경우, 인지능력이 30~40퍼센트 떨어진다는 연구 보고가 있다. 소리를 전달하는 중추신경계가 노화되면 언어를 변별하는 능력이 감소한다. 인지예비능 또한 떨어진다. 소통의 어려움으로 인해 삶의 질이 악화된다. 사회적 격리감, 소외감을 느끼면서 우울증으로 이어진다. 청력의 약화로 인해 치매에 걸릴 확률이 그만큼 높아지는 셈이다.

청력은 급속도로 나빠지진 않는다. 서서히 진행되기 때문에 심각해진 뒤에야 알아차리는 경우가 많다. 특히 나이가 들수록 본인 스스로 인지하지 못한다. 주위에서 관심을 갖고 살펴야 한다.

부모님과 큰소리로 대화하게 되었다면, 보청기 사용을 적극적으로 권해야 한다. 단순히 청력의 문제에 그치지 않기 때문이다. 청력 약화는 결국 치매에 걸릴 확률을 높인다. 그러므로 보청기의 사용은 치매 예방의 한 방도로 인식해야 한다.

# 치매 예방을 위한 눈 건강

젊은 사람들은 검정과 흰색 계통의 옷을 선호한다. 나이가 들어갈수록 화려한 색상의 옷을 찾게 된다. 젊은 시절과는 달리 화려한 색상의 옷에 눈길이 간다.

이러한 변화의 이유는 무엇인가. 단순히 취향이 변한 것이 아니다. 신체적 원인에서 그 이유를 찾을 수 있다. 바로 시력 때문이다. 나이가 들면 시력이 떨어진다. 우리의 뇌는 변화에 걸맞게 밝은 색을 원한다. 뇌가 신체적 조건에 적응한 것이다.

필자는 치매 예방 프로그램을 진행하면서 되도록 컬러 프린트 자료를 사용한다. 밝고 다양한 색깔이 뇌를 자극해 활성화시켜주기 때문이다.

시력이 나빠지는 걸 그대로 방치하면 치매로 갈 확률이 높다. 실제로 치매 환자는 정상인에 비해 훨씬 시력이 나쁘다. 치매 환자의 90퍼센트가 시력 저하 상태이며, 동일한 연령대 정상인의 경우는 30퍼센트이다. 시력과 치매의 연관성을 단적으로 보여주고 있는 예이다. 또한 노인질환인 녹내장, 백내장을 치료하면 치매에 걸릴 위험이 8퍼센트 줄어든다고, 연구 결과 밝혀졌다.

### 시력 저하가 치매를 불러온다

왜 시력 저하가 치매를 불러오는가?

뇌와 눈은 밀접한 관계를 맺고 있다. 인지기능의 상당 부분이 눈이라는 감각 기관에 의해 이루어진다. 외부 정보의 80퍼센트가 눈에서 뇌로 전달되기 때문이다.

시력 저하는 자연스레 사물을 판단하고 분석하는 능력을 떨어뜨린다. 눈을 통해 뇌로 전달되는 정보가 줄어든다. 뇌의 활동량 역시 당연히 낮아지게 된다. 심리적 위축과 함께 뇌에 악영향을 미쳐 치매로 진전될 가능성이 높아진다.

기계도 세워 두면 녹이 스는 법이다. 뇌도 사용하지 않으면 둔화된다. 꾸준히 사용해야 건강한 뇌를 유지할 수 있다.

먼 거리의 물체가 보이지 않는 증상을 근시, 가까운 거리의 물체가 보이지 않는 경우 원시라 한다. 원시는 노인에게서 흔히 나타나는 증상이다. 그러나 원시를 단순히 노화 현상으로 받아들이지 말아야 한다. 시력 관리가 치매 예방과 직접 관련이 있기 때문이다.

황반변성을 앓고 있는 70대 할머니가 자녀들과 함께 제주도 여행을 떠났다.

수영장이 딸린 멋진 팬션에 머물며 아름다운 제주 풍경을 둘러보았다. 향토 맛집을 찾아 식사를 하며 즐겁게 보내고 노래방까지 가게 되었다.

돌아가면서 노래를 하고 할머니의 차례가 되었다. 노래를 부르던 중 갑자기 가사가 흐릿하게 보이더니 깜깜해졌다. 몹시 당황하던 차, 눈치 빠른 아들이 가사를 읽어줘 노래를 마무리를 했다. 가슴이 너무 아팠다. 혹여 자신으로 인해 분위기를 망칠까봐 속울음을 삼켜야만 했다.

그날 이후, 할머니는 만사가 귀찮았다. 서글픈 생각만 밀려들었다. 젊은 시절 혼자 몸이 되어 어렵사리 자녀들을 키웠다. 반듯하게 성장한 자녀들 속에서 행복을 만끽해도 될 시기에 이르렀다. 그러나 몸이 따라주질 않았다. 자녀들에게 폐만 끼치게 되리라는 생각에 할머니는 모든 게 덧없게만 느껴졌다.

할머니의 경우는 노년에 흔히 겪게 되는 일이다. 일시적 심리적 위축으로 판단해 간과해선 안 된다. 눈과 뇌는 치매와 연결되어 있다는 사실을 명심해야 한다.

노인성 황반변성 백내장 녹내장 역시 마찬가지다. 방치하면 실명 원인이 될뿐더러 자칫 치매로 이어질 수 있다. 지속적인 관심을 기울여야 한다.

적절한 눈 관리와 치료는 치매 유발 요인 하나를 제거하는 것이다.

눈 건강이 곧 뇌 건강인 셈이다.

### 치매 예방을 위한 눈 건강법

치매 예방을 위해 눈 건강법을 익혀둘 필요가 있다.

첫째, 충분한 수분 공급이다.

시력을 떨어뜨리는 주요 요인 중 하나가 눈의 건조함이다. 눈의 뻑뻑함을 느낀다면, 수시로 물을 마셔야 한다. 물을 충분히 마시는 것만으로도 눈 건강을 유지할 수 있다.

둘째, 가공식품과 육식보다 신선한 야채로 식단을 채워야 한다.

시금치, 샐러리, 고수 등에는 눈에 좋은 루테린이 많이 들어 있다. 루테린은 자외선으로 인한 시세포 손상을 막아주는 역할을 한다. 특히 시금치에 함유된 황산화제인 두레틴과 제아잔틴은 노인성 황반변성을 예방해 준다.

셋째, 눈 운동으로 시력 저하를 막는 방법이다.

먼저 손바닥을 비벼 따뜻하게 한 후, 눈 위에 올려놓고 5초쯤 살짝 누른다. 이러한 행동을 5회 정도 반복한다. 이어 눈동자를 시계 방향으로 10회, 역방향으로 10회씩 움직인다. 그밖에 눈 밑, 눈썹 안쪽 끝부분, 코 옆을 지긋이 눌러주는 것도 눈 건강을 위해 좋은 마사지 방법이다.

### 헬렌켈러처럼 마음의 눈을 관리하라

앞서 밝혔듯 시력 저하는 심리적 위축감과 함께 치매의 적인 우울증으로 진전될 수 있다. 시력 저하가 육체적 노화의 결과라면, 심리는 어떻게 마음을 먹는가에 따라 얼마든지 달라질 수 있다. 그런 의미에서 헬렌 켈러의 이야기는 시사하는 바가 크다. 더불어 우리의 마음가짐을 새롭게 해준다.

어릴 적 뇌막염을 앓고 난 후, 시각과 청각을 모두 잃어버린 헬렌 켈러. 설리번 선생님의 도움과 불굴의 의지로 장애를 극복해 전 세계에 감동을 안겨주었다. 작가이자 교육자, 사회 운동가로 장애인 복지 사업에 크나큰 공헌을 세웠다.

헬렌은 50대에 이르러 수필 한 편을 발표했다. '내가 사흘 동안 볼 수 있다면'이라는 제목으로, 리더스 다이제스트에 의해 20세기 최고의 수필로 선정되기도 했다.

첫째날

1. 눈을 뜨는 첫 순간 사랑한 이의 얼굴을 보고 싶다.

그동안 이 만큼 가르쳐주신 설리번 선생님을 찾아가겠다. 그리고 지금까지 내 손끝으로 만져서 알고 있던 그분의 인자한 얼굴과 아리따운 몸매 등을 몇 시간이고 물끄러미 바라보면서 그분의 모습을 내 마음속 깊이 간직해 주겠다.

2. 다음엔 친구들을 찾아 가겠다.

3. 그 다음엔 들과 산으로 산책하러 나가겠다.

바람에 나풀거리는 아름다운 나뭇잎들, 들에 피어 있는 예쁜 꽃과 풀들 그리고 저녁이 되면 석양에 빛나는 아름다운 노을을 보겠다.

둘째날

1. 밤이 새벽으로 바뀌는 기적을 보고 싶다.

2. 아침엔 메트로폴리탄에 있는 박물관에 가겠다.

3. 오후엔 미술관에 가겠다.

4. 저녁엔 보석 같은 별들을 보겠다.

셋째날

1. 사람들이 오가는 평범한 거리를 걸어보고 싶다.

2. 아침엔 오페라하우스에 가겠다.

3. 오후엔 영화관에 가겠다.

4. 어느덧 저녁이 되면 건물이 숲을 이룬 도시의 중심으로 나와서 네온사인이 반짝거리는 거리 쇼윈도에 진열된 아름다운 상품들을 보겠다.

5. 집에 돌아와 눈을 감아야 할 마지막 순간에 나는 사흘만이라도 볼 수 있게 해준 하느님께 감사기도를 드리고 영원히 암흑으로 돌아가겠다.

헬렌 켈러가 아름다운 인생을 보낼 수 있었던 이유는, 자신의 삶 자체를 늘 감사하며 살았기 때문이다. 세상에 가장 불행한 사람은 앞을 볼 수 없는 사람이 아니라 감사와 꿈이 없는 사람이라지 않던가.

치매 예방을 위해 눈 관리가 필요하다. 그러나 이미 시력 저하가 시작되었다면, 어떤 마음가짐으로 세상을 바라보느냐가 매우 중요하다.

# 치매는 '껌 좀 씹는 사람'을 피한다

흔히 혀는 치매와 아무 상관이 없을 것이라고 생각하기 쉽다.

그렇지 않다. 혀와 뇌는 긴밀한 연관성을 갖고 있다. 따라서 혀의 상태로 치매의 조기 증상을 짐작할 수 있다.

혀를 내밀지 않은 상태에서 절로 떨리는 느낌을 받는다면, 세심한 주의가 필요하다. 물론 혀 떨림은 정신적 긴장의 일시적 표시일 수 있다. 또 갑상선기능항진증과 알콜중독의 한 현상이기도 하다. 그러나 정상인 상태에서 혀 떨림을 경험한다면, 치매 조기 경보로 인식해야 한다.

혀를 꾸준히 관리할 필요가 있다. 혀 관리는 혀 운동을 의미한다.

과연 혀 운동은 어떤 효과를 기대할 수 있는가. 혀 운동을 하면 안면 부위의 신경을 간접적으로 자극하게 된다. 혀가 굳으면 표정도 굳는다. 혀가 풀리면 표정도 자연스레 풀어진다. 이는 뇌의 위축을 줄여주는, 즉 뇌를 활성화시키는 효과를 불러온다. 그러므로 세 치 혀만 잘 관리해도 치매에서 저 멀리 멀어지는 셈이다.

혀 운동은 어떻게 실천할 것인가.

첫째, 입을 크게 벌리고 최대한 혀를 앞으로 쭉 내민다. 이때 턱이 빠지지 않도록 주의해야 한다. 혀끝까지 최대한 내밀었다 당기기를 10번 반복한다.

둘째, 혀를 입안에서 천천히, 최대한 크게 시계 방향으로 10번 돌린다. 역시 반대 방향으로 10번 돌린다.

셋째, 혀끝은 앞니를 이용, 10초 동안 살짝 깨물었다 놓기를 되풀이한다.

70대에 접어든 지인이 있다. 외모를 보면 깜짝 놀랄 만큼 젊고, 표정에도 활기가 넘친다. 인지 능력도 젊은이 못지않다. 비결을 물으니, 30대부터 하루도 빠지지 않고, 수시로 혀 운동을 해왔다고 한다. 혀 운동 습관이 건강한 뇌를 지켜준 셈이다.

그렇다. 혀 운동은 뇌를 자극해 활기를 준다. 청춘의 뇌를 만드는 효과적인 방법인 셈이다. 더불어 혀 운동은 피부 처짐, 얼굴의 잔주름, 기미 등 미용 효과에도 좋다. 옛 중국 궁중에서는 혀 운동을 일과로 정해 시행했다고 할 정도이다. 단지 미용뿐이 아니다. 정맥과 동맥이 지나는 혀의 바닥에 혈류를 왕성하게 해 건강 유지에도 탁월하다고 알려져 있다.

언제 혀 운동을 할 것인가. 일상 속에서 습관을 들이기 바란다. 운전하며 신호 대기중일 때, 텔레비전을 시청할 때, 양치질을 마치고…….

필자는 강의 시작 전 잠깐씩 혀 운동을 한다. 한결 입이 가벼워지고, 머리가 상쾌해지며, 발성도 자연스러워진다.

### 치아 건강과 치매의 연관성

오복 중에 하나라는 치아는 치매에 어떠한 영향을 미치는가?

연구에 의하면, 치아가 건강할수록 인지 능력이 유지된다. 반대로 치아가 부실하다면 그만큼 인지 저하, 즉 기억을 담당하는 해마 부근의 용적이 감소된다. 그만큼 치매 위험에 노출된다는 의미이다.

치아는 우리 몸에 영양소를 공급하는 역할인 씹는 행위를 담당한다. 단순히 영양 공급의 문제에 그치지 않는다. 씹기 위해선 턱을 움직여야 한다. 이때 자연스럽게 뇌로 가는 혈류를 증가시킨다. 즉 뇌에 산소를 많이 공급시켜 주는 셈이다. 그러므로 씹는 자체가 뇌를 자극한다. 이 자극으로 인해 뇌를 활성화시킨다.

나이 들면 도리 없이 치아에 문제가 생긴다. 치아가 부실하다면 치매에게 문을 열어놓은 것일까. 낙심하기엔 이르다.

틀니 사용이 있다. 단 틀니는 본인에게 딱 맞아야 한다. 틀니를 제대로 사용한다면 치매에 대해선 한시름 놓은 셈이다. '이가 없으면 잇몸'이라는 말은 더는 통하지 않는다.

틀니를 식사 시에만 사용하는 어르신들이 있다. 딱 맞지 않고 불편하다 보니 평상시 활동할 때에는 빼 놓는다. 이것이 문제이다. 틀니를 빼놓고 활동하다보면 몸의 균형이 불안정해진다. 전신의 근육이 약해져 넘어지기 쉽다. 실제로 틀니를 빼 놓고 활동하다가 넘어져 크게 다친 어르신들을 목격하게 된다.

강의 현장에서 만난 40대 가정주부가 말했다. 시어머니가 틀니가 불편해 평소 빼놓고 생활했단다. 어느 날부터 자주 넘어지더니, 결국 허리를 크게 다쳐 입원을 하게 되었다. 그땐 틀니와 연관이 있다는 사실을 몰랐다. 치매 예방 교육을 통해서 알게 되었다며 놀라워했다.

우리 구강 속의 치아는 몸의 균형을 잡아주는 역할을 한다. 뇌를 활성화시켜 치매를 예방한다. 부모님에게 치아가 없다면 무엇보다 먼저 딱 맞는 틀니를 권해 드려야 한다.

이처럼 치아는 치매에 지대한 영향을 미친다. 따라서 치아를 건강하게 유지하려는 노력과 태도는 치매 예방을 위해 반드시 필요하다.

잇몸 질환을 방치하면 치매에 어떤 영향을 줄까?

구강에는 많은 세균들이 살고 있다. 치아의 염증 균이 뇌혈관을 타고 올라간다. 이때 피를 걸러주는 막에 염증을 일으켜 그 막의 활동을 저해한다. 독성물질이 뇌로 많이 올라가는 결과를 빚는다. 결국 인지기능이 떨어지게 된다. 당연히 치매의 위험은 높아진다. 염증이 생기면 그때그때 치료하는 게 최상의 방법이다.

### 껌 씹기는 왜 치매 예방에 좋은가?

예전부터 우리는 껌을 씹는 행위를 곱게 보지 않는 경향이 있다. 껌 좀 씹는다, 라는 말이 소위 문제아를 지칭했듯이 말이다.

그러나 껌 씹기는 의외로 효과가 좋다.

단순한 예를 들어보자. 운전을 하면서 졸리다 보면 껌을 씹게 된다. 입을 움직여 졸음이 사라진 것이 아니다. 졸음은 육체적 상태에 뇌가 반응한 결과이다. 따라서 껌을 씹는 행위가 뇌를 자극하면서 졸음이 도망가게 된 것이다.

졸음을 쫓기 위해 여러 가지 실험을 했다. 껌 씹기, 커피 마시기, 물수건, 노래 부르기 등등. 껌 씹기가 제일 효과가 좋았다.

껌 씹기의 효과는 놀랍게도 치매 예방과도 연결이 된다.

껌을 씹으므로 인해 뇌 활성화와 스트레스 호르몬인 코르티솔의 수치가 줄어들고 컨디션 조절에 도움을 준다. 껌을 많이 씹을수록 턱 관절을 많이 움직이게 된다. 이때 대뇌피질의 신경을 자극해 혈류의 흐름을 증가시키는 역할을 한다.

핀란드에서는 아동들을 대상으로 자일리톨이 함유된 껌을 2년 동안 씹게 했다. 껌을 씹었던 아이들과 그렇지 않은 아이들을 비교했다. 충치 발생률이 30~60퍼센트 줄어든 것으로 나타났다. 또한 학생들에게 시험 시작 전 5분 동안 껌을 씹도록 했더니, 그렇지 않은 학생들보다 시험 점수가 높게 나왔다는 연구 결과도 있다.

껌 씹기는 파로틴 호르몬 분비를 촉진시킨다. 파로틴 호르몬은 집중력 향상이나 신진대사를 돕는다. 귀밑에서 분비돼 치아 뼈 근육 혈관 등을 강하게 한다.

파로틴 호르몬의 분비는 나이가 들수록 줄어든다. 그러나 껌 씹기로 턱을 움직여 귀밑샘을 자극하면, 파로틴 분비가 향상된다.

외국 프로야구 선수들을 보면 거의 대부분 껌을 씹는다. 껌을 씹으므로 턱 관절을 많이 움직여 스트레스 수치를 줄어들게 하기 위해서다. 심신의 안정, 집중력 향상에 도움이 된다.

또한 껌 씹기는 침샘 분비를 10배나 자극한다. 치아를 박테리아로부터 보호해 준다.

껌 씹기만 잘해도 여러 효과를 볼 수 있다. 특히 성형에 관심이 많은 이 시대, 주먹만한 얼굴이 될 수 있다. 껌 씹기는 얼굴 근육을 많이 움직이게 돼 얼굴 마시지 효과도 크다. 20개 이상의 근육이 움직이게 되므로 얼굴이 작아지고 피부에 탄력이 생긴다. 어금니로 껌을 계속 씹다 보면 얼굴이 틀어지지 않는다. 중년의 고민인 팔자 주름 개선에도 많은 도움을 준다.

이처럼 씹는다는 건 우리 몸에 아주 중요한 역할을 한다. 껌 씹기가 대표적으로 하루 좌우 15~30분씩 하면 좋다. 물론 지나치게 오래 껌을 씹는 것은 턱관절에 무리를 주기 때문에 적절하지 않다.

# 식단만 바꿔도 치매는 예방이 된다

순천시에서 독거노인 전수조사를 실시했다. 65세 이상 노인 10,016명을 대상으로 했다. 조사 목적은 돌봄의 사각지대에 놓여 있는 독거노인을 파악해 소외와 빈곤, 질병으로부터 예방하고 사회 안전망을 구축하기 위한 것이었다.

순천시는 물론 전국적으로 독거노인이 늘어가고 있다. 혼자 생활하다 보니 여러 문제점이 발생한다. 식생활도 그 중 하나이다. 혼자라는 이유로, 혹은 형편이 어려워 그저 허기나 면하는 정도로 식사를 한다.

강의에서 만난 어르신들에게서 종종 듣는 말이 있다.

"대충 물 말아서 한술 떴지."

"혼자 사는데 구색 맞출 게 뭐 있어, 국수 하나 말아먹고 말았어."

이런 이야기가 들릴 때마다 필자는 가슴이 덜컹 내려앉는다. 영양의 불균형이 치매를 불러오기 때문이다.

요즘 채식 위주의 식단을 많이 권하고, 실제로 채식을 건강식의 전

부인 양 선호하는 경향이 있다. 그러나 채식 위주라고 해도 반드시 단백질이 포함되어야 한다. 그래야 균형 잡힌 영양 공급이 이뤄진다.

치매 예방을 위해서는 균형 잡힌 식단이 매우 중요하다. 특히 단백질 공급은 절대적이다. 일례로 단백질이 풍부한 청국장 같은 경우, 뇌 발달에 필수 요소인 레시틴 함유율이 높아 기억력 향상에 많은 도움을 준다.

### 나이가 들수록 단백질 섭취가 절대적으로 중요하다

단백질은 물과 같이 우리 몸속에서 중요한 역할을 한다. 신체조직의 성장과 유지를 위해서 긴요하다.

100세까지 건강을 유지한 사람들의 공통점은 단백질을 제대로 섭취한다는 것이다. 통계에 의하면, 100세를 넘긴 건강한 사람 중 90퍼센트가 단백질과 칼슘이 풍부한 유제품을 즐겨 먹는다. 매일 거르지 않는 우유나 요거트 등의 섭취가 건강을 유지하는 비결이라고 한다.

밥이 보약이라는 말도 있듯이 영양을 생각해 식단을 짜기 바란다. 밥이 먹기 싫다면 유제품이나 고기, 달걀, 생선, 두부 등과 같은 것으로 대체하면 좋다. 양질의 단백질을 효율적으로 섭취할 수 있는 게 바로 고기이다.

일본의 사진작가 오노 쇼이치는 20년 이상 100세 장수 노인들을 접하면서 그들의 식생활에 주목하였다. 이들은 식사를 대충 하지 않았다. 스테이크 등의 육류, 기름진 참치 회를 좋아했다. 그들의 건강 비결은 단백질이 풍부한 음식들을 즐겨 먹는다는 점에 있었다.

필자의 할머니는 육식을 좋아했다. 103세에 이른 고령이지만 변함없는 식성으로 건강을 유지했다. 특히 매 끼니마다 오리고기 등 단백질 음식을 선호했다.

오리는 육류 중 유일한 알카리성 식품으로 면역력 증진과 두뇌 성장에 좋다. 노인들에게 부족하기 쉬운 영양소를 고루 갖고 있으며 몸속의 독성을 없애주기도 한다.

예전부터 오리는 민간 보양식으로 널리 알려졌다. 오리 고기에 포함된 불포화지방산 때문이다. 오리고기는 많이 먹어도 성인병에 걸릴 염려가 그만큼 줄어든다. 그에 비해 삼겹살은 포화지방산으로 동물성 지방을 많이 함유하고 있다.

### 동물성 지방의 흡수를 줄이는 조리법을 선택하라

동물성 지방은 치매와 깊은 연관이 있다.

동물성 지방을 많이 섭취하다 보면 혈관 내벽에 쌓이게 된다. 바로 혈관성 질환이다. 혈관 벽에 붙어 있던 지방이 뚝 떨어져 피를 타고 돌아다니다 뇌로 연결된 모세혈관을 막는 일이 발생된다. 중풍과 같은 혈관성 질환이, 나아가 혈관성 치매가 발생한다.

삼겹살을 피할 수 없다면 조리법을 고민해야 한다. 굽기 전에 뜨거운 물로 한번 데치면 맛도 좋고 동물성 지방을 덜 섭취할 수 있다. 되도록 육류는 수육 형태로 식용하는 것이 바람직하다.

닭 가슴살에도 단백질이 많이 들어 있다. 단순히 다이어트 식품으로 간주되지만 단백질 보충제로도 자주 식탁에 올릴 만하다. 저지방 고단백에 아미노산까지 함유한 완전 단백질로 흡수율 또한 높다. 세포조직의 생성을 돕는다. 나이 들면 줄어들기 쉬운 근육을 강화시켜준다. 당연히 치매 예방에도 좋을 수밖에 없다.

흔히 닭 가슴살을 퍽퍽하다고 싫어하는 경향이 있다. 싫다고 피할 일이 아니다. 입에 맞는 방법을 찾아야 한다. 일테면 야채와 함께 찢어서 샐러드를 만들어 기호에 맞게 소스를 뿌려 먹으면 좋다.

닭 가슴살을 먼저 삶거나 후라이팬에 구워 찢어 놓는다. 브로콜리, 파프리카, 깻잎 등 야채를 썰어서 그위에 닭 가슴살을 얹는다. 야채는 오색채소를 사용하면 건강에 좋다. 견과류를 골고루 넣고 치매에 좋은 오미자 효소를 뿌린다. 기호에 따라 치즈도 넣어서 먹으면 좋고 소스가 없을 땐 요플레를 사용해도 입맛을 돋궈준다.

### 균형잡힌 영양 공급이 중요한 이유

중풍과 같은 혈관성 질환은 오랜 세월 투병생활로 가족들을 힘들게 한다. 평균 10~20년 정도를 간호를 해야 하니 긴 병에 효자 없다는 말을 실감나게 한다.

단백질 부족, 동물성 지방의 과도한 섭취는 치매와 연관을 갖는다. 그러므로 식단을 잘 바꿔야 치매를 예방할 수 있다. 무엇보다 균형 잡힌 영양 공급이 중요하다.

옛날에 구걸로 살아가는 앉은뱅이가 있었다.

추운 겨울밤 얼어 죽지 않으려면 남의 집 굴뚝을 끌어안고 견뎌야 했다. 낮에는 장터 이곳저곳을 힘겹게 엉덩이를 밀고 다니며 구걸해 목숨을 연명했다.

어느 날 장터에서 맹인을 만났다. 앉은뱅이처럼 구걸하는 처지였다. 동병상련의 심정으로 두 사람은 서로 도우며 함께 살아가기로 마음을 먹었다.

맹인은 앉은뱅이의 다리가 되었고, 앉은뱅이는 맹인의 눈이 되었다. 맹인이 앉은뱅이를 업고, 앉은뱅이는 맹인의 길잡이가 되어 장터에 나타났다. 사람들은 서로 도우며 살아가는 모습이 대견하다며 인심을 넉넉하게 베풀었다.

여전히 구걸하는 처지였지만, 예전보다 훨씬 형편이 좋아졌다. 그러나 곧 문제가 생겼다. 보는 놈이 똑똑하다고, 맛있는 음식은 앉은뱅이가 골라 먹었다. 맹인은 겨우겨우 허기를 달랬을 뿐이었다.

좋은 음식을 독차지한 앉은뱅이는 점점 살이 쪘다. 반면 제대로 얻어먹지 못한 맹인은 나날이 야위고 허약해져 갔다.

그렇게 여러 달이 지난 후, 두 사람이 시골 논길을 가고 있었다. 힘이 빠진 맹인이 쓰러지면서 두 사람은 도랑에 처박히고 말았다. 맹인은 힘이 없어서, 앉은뱅이는 빠져나올 다리 역할을 해줄 맹인이 없어서 죽고 말았다.

언뜻 이기적인 욕심을 경계한 우화로 들린다. 그러나 더 깊이 들여다보면 균형의 의미를 찾아낼 수 있다. 처음 앉은뱅이와 맹인은 좋은 균형을 이뤘다. 이 균형을 잘 유지했다면, 비극은 일어나지 않았을 것이다.

그렇다. 한 부분의 균형을 잃으면 결국 전체가 흔들리게 된다.

건강도 마찬가지이다. 영양분이 너무 한쪽으로 치우치거나 부족하다보면 건강과 삶의 균형이 깨지고 만다. 그 깨진 틈으로 치매가 찾아오는 것이다.

### 자신의 건강을 챙기는 것이 자녀에게 좋은 유산을 물려주는 것이다

균형 잡힌 식단은 행복한 삶을 보장한다.

나이가 들수록 균형 잡힌 영양 공급을 위해 종합영양제를 챙겨야 한다. 필자는 강의 중에 자식들 손자들 용돈 주려고 하지 말고 본인 종합영양제를 사서 챙겨 드시라고 권하고 있다.

부모들은 자녀 걱정부터 한다. 우리 부모님들은 평생을 자식들에게 퍼주는 것에 익숙하다. 자녀 걱정에 자신의 건강 챙기는 것은 항상 뒷전이다. 결국 들어보면 자녀들이 다 알아서 할 일들이다. 부모의 입장에서 걱정한다고 해결될 일도 아니다.

명심해야 한다. 본인이 건강한 것이 훗날 자녀들에게 좋은 유산을 물려주는 것이다. 결국 자신이 아프면 자녀들이 얼마나 힘이 드는지를 알아야 한다.

어느 요양병원에 있었던 일이다.

100세 어머니를 80세의 아들이 지극 정성으로 간병을 했다. 그러다 아들마저 치매에 걸려 모자가 함께 입원하는 처지가 되었다. 그간 아들의 정성과 수고를 지켜본 이들로선 참 가슴 아픈 일이었다. 병실을 따로 사용해 만나지도 못했다.

마침 설날이 되었고, 병원 측에서 한 병실에 머물게 배려했다. 하지만 치매어머니와 치매아들은 서로가 누군지도 모른 채 멀뚱멀뚱 바라볼 뿐이었다.

치매라는 무서운 질병이 가져온 비극이 아닐 수 없다.

# 뇌미인을 만드는 물의 힘

바다는 마치 어머니의 품과 같다. 더러운 물이든 깨끗한 물이든, 바다는 어머니의 품처럼 모두 받아준다.

우리 몸에도 해수처럼 포용력을 지닌 것이 있다. 바로 내 몸 안의 물이다.

바다와 육지의 비율이 7대 3이듯이 인체는 70퍼센트가 물로 구성되어 있다. 이 구성비는 연령에 따라 차등을 보인다. 태아는 97퍼센트, 신생아는 80퍼센트, 성인이 되면 70퍼센트, 노인의 경우 60퍼센트 미만으로 떨어진다. 어쨌든 사람은 걸어다니는 물통인 셈이다. 물이 없이 돌아가는 공장을 상상할 수 있겠는가? 우리 몸도 물이 없이는 아무 기능을 하지 못한다.

물을 자주 보충해줘야 하는 이유는 생명 유지 때문이다. 인간은 먹지 않고는 꽤 오랜 시간 버틸 수 있지만, 물 없이는 1주일을 넘길 수 없다. 생체 반응의 대부분이 물을 통해 이뤄지기 때문이다.

생명의 근원인 물은 마신 후 30초 안에 혈액에 스며든다. 1분이면 뇌에, 10분이면 피부에, 20분이면 장기에, 30분이면 인체 모든 곳에 도달해 중요한 역할을 한다.

우리의 몸은 물을 순환시키며 생명을 유지하기 위해 하루에 6회 정도 정수 또는 재생시켜야 한다. 이 과정을 통해 노폐물과 독성물질을 분해하고 운반하며 배출시킨다.

### 물은 치매와 연관이 있는가?

치매는 나이가 들어서 걸리는 것이 아니라 물을 충분히 마시지 않을 때 발생한다는 주장이 있다. 치매 원인을 물 부족으로 돌리기에는 지나친 면이 있긴 하다. 그러나 물과 치매는 관련이 깊다.

먼저 물이 뇌에 어떤 영향을 미치는가를 살펴볼 필요가 있다.

우리의 장기는 세포로 구성되어 있고, 세포는 물을 통해 활력을 얻는다. 따라서 물이 부족하다면 뇌세포의 움직임 역시 둔화될 수밖에 없다. 반대로 뇌에 적절한 수분이 공급될 때 제 기능을 발휘한다. 물로 인해 '잠자는 뇌', '깨어 있는 뇌'로 나눠질 수 있다는 의미이다.

젊은 시절에는 육체적 활동량이 많아 자연스럽게 몸이 물을 요구하게 된다. 그러나 나이가 들면 활동량이 줄어들면서 물에 대한 욕구가 감소한다. 또한 갈증에 대한 민감성도 떨어진다. 몸은 이미 갈증에 시달리고 있음에도 머리로는 채 느끼지 못하는 경우이다. 당연히 물을 덜 마시게 되고, 뇌는 점점 활력을 잃게 되는 셈이다.

확실히 어르신들은 물을 자주 마시지 않는다. 이유를 물으면 화장실 가기 귀찮아서라고 한다.

나이가 들수록 물을 자주 마셔야 한다. 뇌가 탈수현상에 빠져 있더라고 알아차리지 못하기 때문이다. 그러므로 일부러라도 열심히 물을 마시려고 노력해야 한다. 물을 곁에 두고 수시로 마시려는 태도가 곧 치매를 예방하는 자세이다.

더불어 물은 뇌의 불순물, 즉 죽은 세포와 독성을 제거하는 기능을 담당한다. 뇌를 진정시키기도 한다. 따라서 한 잔의 물은 뇌를 활성화시켜 좋은 균형을 유지시켜 준다.

### 얼굴미인되려고 하지 말고 뇌미인이 되라

필자의 시어머니는 약에 상당히 집착했다. 꼭 필요해서 찾는 경우도 있었지만, 대부분 불필요한 약이 많았다. 필자가 남긴 약이 눈에 띄면 무슨 핑계를 대서라도 본인이 복용하려 들었다. 치매를 공부하고 강의하면서, 어머니의 집착이 치매의 초기 증상이었음을 알게 되었다.

어머니는 끼니때마다 한 움큼씩 약을 복용했다. 그리고 겨우 물 한 모금. 돌이켜 생각하면, 참 안타까운 노릇이다. 약에는 어느 정도 독성이 있기 마련이고, 그러므로 더 많은 물을 필요로 한다.

건강한 사람들은 물병을 끼고 산다. 비근한 예로 병원 의사들을 살펴보라. 곁에는 늘 물병이 있다. 물만 많이 먹어도 어지간한 병은 오지 않는다. 물은 생명의 근원이다. 좋은 물을 자주 섭취한다는 것은 우리의 몸에 활력을 불어넣는 일이다.

물은 특히 뇌에 좋다. 물만 잘 마셔도 치매는 예방된다. 나이가 들수록 얼굴을 가꿔도 한계가 있다. 뇌는 다르다. 노력에 의해 얼마든지 활기차게 가꿔나갈 수 있다.

더 이상 얼굴미인이 되려들지 마시라. 오히려 뇌미인이 되어야 한다. 얼굴에 주름이 진다고 삶을 바꿔놓진 못한다. 그러나 뇌에 이상이 생기면 자신은 물론 가족의 삶까지 망쳐놓기 일쑤이다.

이제부터 뇌미인이 되자. 수시로, 부지런히 뇌에 물을 공급하는 것이 뇌미인이 되는 지름길이다.

### 내가 만드는 뇌미인 내가 이루는 치매 예방

뇌미인이 되려면 내가 먼저 변화하기로 각오하고 노력해야 한다. 생각을 바꾸고, 태도를 바꾸면 누구든지 뇌미인이 될 수 있다. 나는 물론 주위마저 천국으로 변화시킨다.

어느 날 가정주부가 삶을 비관하며 기도를 했다.

"하느님! 빨리 천국에 가고 싶어요. 저는 지금 너무 힘들어요."

기도가 끝나기 무섭게 하느님이 나타났다.

"살기 힘들다고? 소원대로 천국에 데려다 줄 테니, 그전에 나하고 약속부터 하나 하자. 네가 죽은 후 마지막 정리를 깔끔히 하고 떠났다는 말을 들어야 하지 않겠느냐. 닷새 동안 집안 청소를 하거라."

그녀는 약속대로 열심히 집안 청소를 했다. 닷새 후 다시 하느님이 나타나 말했다.

"마지막으로 남편에게 참 좋은 아내였다고 하는 말이 나올 수 있도록 닷새 더 최대한 친절하게 잘 대해줘라."

남편이 못마땅하고 내키지 않았다. 하지만 천국에 빨리 가고 싶은 생각에 최선을 다해 지극정성으로 남편을 대했다.

다시 닷새가 흘렀다. 그녀는 자신의 집을 마지막으로 빙 둘러 보았다.

아이들의 얼굴에는 웃음꽃이 피었고, 우울해하던 남편 얼굴에는 환한 미소가 떠나지 않았다. 이 광경을 지켜본 그녀는 결혼 후 처음으로 내 집이 천국이란 걸 깨달았다.

다시 나타난 하느님께 그녀는 물었다.

"그런데 이 천국이 어디에서 왔습니까?"

하느님이 빙그레 웃으며 대답했다.

"바로, 네가 만든 거란다."

그렇다. 뇌미인은 타인이 만들어주지 못한다. 치매 예방도 마찬가지다. 내가 스스로 일상의 습관을 바꾸려고 노력할 때 치매 예방이라는 결실을 맺는다.

# 커피만 잘 마셔도 치매 예방

현대인들에게 제일의 기호 식품이 되어버린 커피.

커피에는 암 예방, 치매 예방, 노화 방지 등의 효능이 있다고 알려져 있다. 체지방 분해뿐만 아니라 신진대사를 활발하게 해준다. 산화물질과 노화의 주범인 활성산소를 제거한다. 하지만 제대로 알고 마셔야 한다. 커피에 함유된 카페인이 나를 찌르는 비수가 되기도 하기 때문이다.

커피는 6~7세기 경 양치기 소년 칼디에 의해 처음 발견되었다. 소년은 가뭄이 계속되자 평소 가지 않던 먼 곳까지 양들을 데리고 갔다. 들판에 풀어놓은 양들이 흥분하고 날뛰는 걸 자세히 살펴보았다.

양들은 빨간 열매를 따먹고 난 후에 이상 행동을 했다. 소년 자신도 빨간 열매를 따먹었다. 기분이 상쾌해지고 졸음이 사라지는 것을 느꼈다. 이 사실을 이슬람 사원 수도승에게 알렸다.

커피가 졸음을 쫒아내 수행하는데 도움이 되자 여러 사원으로 퍼져 나갔다. 이후 영혼을 맑게 하고 신비한 영감을 주는 성스러운 열매로 받아들였다. 이슬람어로 '힘'이라는 어원인 kaffa가 현재의 커피가 된 셈이다.

우리나라에서는 고종황제가 제일 먼저 커피를 마셨다고 알려져 있다. 정세가 불안정하던 1895년 을미사변 이후 1년 동안 러시아 공사관에 머물던 당시였다. 그때의 커피 맛을 잊을 수 없어 덕수궁으로 돌아온 후에도 커피를 계속 애용했다. 정관헌이라는 커피를 마시는 장소까지 둘 정도로 커피 사랑이 남달랐다. 커피를 무슨 보약으로 생각했는지 한약 사발에 커피를 타서 즐겼다고 한다.

1910년 다방이 생겼고, 6. 25전쟁 당시 미군들을 통해 본격적으로 커피가 들어왔다. 1970년 경부터 대중에게 널리 퍼졌다. 이후 프림과 설탕이 들어 있는 일회용 커피를 세계 최초로 개발할 만큼 대중 기호품으로 자리를 잡았다.

### 커피는 치매 예방과 얼마나 관계가 있는가?

커피는 치매 예방과 관계가 있을까? 연구 결과에 따르면 기대 이상의 효과가 있다.

핀란드와 스웨덴에서 50대 남녀 1,400명을 20년 동안 조사했다. 하루 커피 3~5잔 마시는 사람이 전혀 마시지 않는 사람에 비해 치매 발생률이 60~65퍼센트 낮았다. 놀라운 수치가 아닐 수 없다.

이러한 효과는 커피 자체라기보다는 커피에 함유된 카페인에 있다.

카페인이 중추신경계를 활성화 시켜줄 뿐만 아니라, 뇌를 긴장시켜 집중력과 기억력을 높여 준다.

커피가 어떻게 치매를 예방하는가? 최근 그 이유를 밝힌 연구가 발표되었다.

인디애나대학교 연구팀은 치매 예방 효능이 있는 효소를 찾아냈다. 이 효소는 뇌의 신경세포 속에 있는 단백질에 영향을 준다. 단백질 중 스트레스로부터 보호해주는 샤프론이 커피에 함유되어 있다. 커피와 치매 예방은 과학적으로 입증된 셈이다. 그러나 약도 과하면 독이 된다. 제대로 알고 마셔야 한다.

### 약이 되는 커피 독이 되는 커피

본인 건강 상태에 따라 적당히 마시는 게 맞다. 필자의 경우 진한 커피를 마시면 손 떨림 증상이 나타난다. 심장이 안 좋은 사람에게서 나타나는 증세라고 한다. 커피를 보리차 마시듯 연하게 마시고 있다.

일반적으로 하루 첫 커피는 10시에서 12시 사이에 마시는 게 좋고, 가급적 오후 3~4시 이후에는 커피를 삼가는 게 낫다.

특히 늦은 밤 마시는 커피는 치매 예방에 역효과를 낼 수 있다. 수면 중 뇌파를 측정해봤더니 불안정한 상태로 얕은 잠을 자게 된다고 연구 결과는 밝히고 있다. 불안정 수면 상태가 이어지면 불면증에 빠지게 된다. 불면증으로 수면제를 자주 복용하다 보면 치매 위험이 높아진다.

필자의 경우 밤낮없이 집필에 매달려야 할 때, 커피를 수시로 마셨다. 그 후 불면증 치료 때문에 한참을 고생했다. 과도한 카페인 섭취는 삶의 균형을 깨뜨린다. 뇌에도 과부하가 걸려 못 견디게 된다. 결국 불면증과 두통을 호소하게 되며 불안신경증을 넘어 공황장애까지 온다.

젊은 치매 환자가 급속히 늘어나고 있다. 지나친 카페인 섭취가 간접적 이유로 지목되고 있다. 늘어나는 게 커피숍이라고, 젊은이들의 커피 애용이 지나친 듯하다. 특히 뇌가 한창 성장하고 있는 청소년에게 카페인은 오히려 독이 될 수 있다.

커피, 제대로 알고 마시는 습관이 필요하다. 올바른 습관이 뇌를 건강하게 관리해 주기 때문이다.

하루 5잔 이상 마시는 일은 피해야 한다. 과도한 카페인은 우리 몸의 칼슘 흡수를 방해한다. 골다공증의 위험을 초래한다. 갱년기 이후에는 우유를 곁들인 커피가 좋다. 믹스 커피는 당의 수치를 치솟게 하고 위장에서 소화하는데 부담을 준다. 첨가물이 들어 있는 커피 역시 가능한 피하는 게 바람직하다. 공복에 커피를 마시는 것도 금물이다. 카페인이 위산분비를 촉진시켜 위궤양의 위험까지 가게 된다.

### 치매에 좋은 우리의 차

커피는 분명 치매에 효과가 있다. 그러나 부작용 또한 간과하지 말아야 한다. 따라서 우리의 차에 관심을 가져봄직하다.

최근 갈대뿌리차가 치매 예방에 좋다고 화제가 되고 있다. 갈대뿌리는 특히 기억력을 높여주는 파라큐마산이 많이 들어 있기 때문이다. 갈대뿌리를 섭취하게 되면 뇌신경 전달 물질인 아세티콜린의 분비를 촉진시켜준다.

필자의 고향인 순천에는 특히 갈대가 많다. 갈대뿌리차의 효능이 널리 전해져 치매 예방에 일조를 하길 바란다.

갈대에 얽힌 재미있는 이야기 하나. 옛날 산꼭대기에 갈대와 억새가 사이좋게 살고 있었다. 어느 날부터 자리가 비좁아 자꾸 다툼이 생겼다. 갈대와 억새는 산 밑으로 내려가 살기로 했다.

한참을 내려오던 중 억새가 말했다.

"갈대야, 나는 다리가 아파 더 이상 밑으로 내려가지 못하겠어. 그냥 경치 좋은 이곳에서 살란다."

그래서 억새는 산중턱에 자리를 잡게 되었다. 갈대는 고집이 셌다.

"나는 가볼 거야, '갈대'까지."

갈대는 이름처럼 고집을 부렸다. 밑으로 밑으로 내려오다 물이 있어 더 이상 가지 못하고 순천만에 터를 잡게 되었단다.

그래서 억새는 산에, 갈대는 물가에 살게 되었다고 한다.

# 3장

# 일상생활 속의 치매 예방법

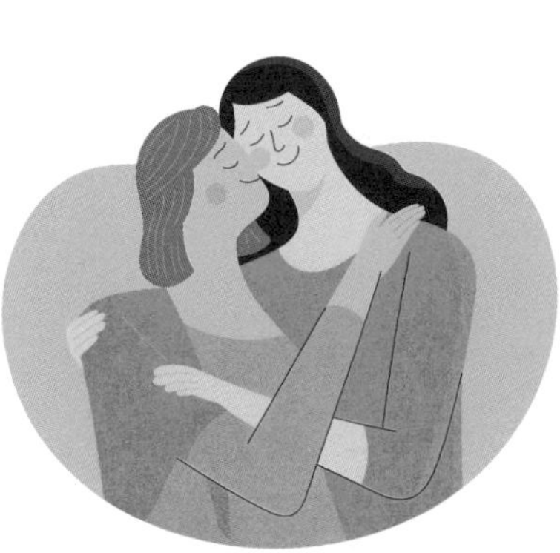

# 달라진 세상과 소통하라

작은 가게에서 평생 손으로 두부를 만들어 팔던 사내가 있었다. 그런데 언제부터인가 손님이 점점 줄기 시작했다. 자주 오던 단골손님들도 오지 않게 되었다. 사내는 근심했지만 이유를 알지 못했다.

어느 날 손님도 없고 해서 일찍 문을 닫고 거리로 나갔다. 한참을 걷다보니 손님들이 넘쳐나는 가게가 눈에 들어왔다. 도대체 무엇을 팔기에 이렇게 사람들이 많은지 궁금했다. 상점 안을 들여다보았다. 두부를 팔고 있었다. 더 놀라운 사실은 줄을 지어선 손님들이 자신의 가게를 찾던 단골들이었던 것이다.

도대체 이집 두부가 얼마나 맛있기에 이렇게 손님들이 많을까, 설마 내가 만든 두부보다는 맛있지는 않겠지?

사내는 충격을 받았지만 마음을 추스르고 두부를 사 먹어보았다. 불행하게도 자기가 만든 것보다 훨씬 맛이 좋았다. 두부 가게를 다시 찾아가 도대체 어떻게 이렇게 두부를 맛있게 만들 수 있냐고 물었다.

"특별한 비법은 없습니다. 바로 두부 만드는 기계가 있을 뿐이죠."

주인의 대답에 사내는 깜짝 놀랐다. 자신은 두부 만드는 기계가 있다는 사실조차 몰랐기 때문이었다. 자기 손으로 만드는 두부를 최고라고 자부해온 사내는 결국 문을 닫게 되었다.

### 변하는 세상을 받아들이지 않으면 고립된다

세상은 늘 변화하고 있다. 변화에 적응하지 못하면 망한 두부가게 주인 꼴이 되고 만다.

변화에 적응한다는 것은 무엇인가. 변화를 이해하고 변화와 소통하는 능력을 지녔다는 의미이다.

"말이 통해야 말을 하지."

강의 현장에서 만난 어르신에게서 자주 듣는 하소연이다. 젊은이들과는 도대체 말이 통하지 않는다고 한다. 아이러니하게도, 비슷한 하소연을 젊은이들에게도 듣는다.

"무슨 말을 해도 고집만 부리시고 듣질 않으시네요."

이러한 불통의 책임은 사실 양쪽 모두에게 있다. 근본적인 문제는 소통의 첫 단추를 잘못 낀, 변화에 발맞추지 않으려는 태도 탓이다.

주위에서 필자에게 의아하게 여기는 점이 있다. 어르신들에게 어떻게 그렇게 인기가 많으냐는 것이다. 비결은 소통이다. 어르신 세대와 비슷한 삶을 살아왔다. 구시대에나 있을 법한 시집살이를 했다. 된장, 고추장, 김장을 손수 담갔고, 종갓집 며느리로 수많은 제사를 모셔야 했다.

이러한 경험으로 어르신들의 고통과 고민에 대해 공감할 수 있었다. 서로 허심탄회하게 소통을 하는 게 어렵지 않았다. 자식들도 몰라주는 고민을 알아주고 신세한탄을 들어주다 보니, 어르신들이 자연스레 마음을 열어주었다고 생각한다.

치매 예방 교육을 하면서 필자도 많은 교육을 받았다. 다양한 분야를 접했고, 여러 직종의 사람들을 만났다. 그러면서 변해가는 세상과 사람들의 생각에 대해 더 잘 알게 되었다.

그렇게 알게 된 세상 지식들을 어르신들에게 전했다. 이 시대 며느리들이 원하는 게 뭔지도 알렸다. 달라진 세대의 입장을 이해시켰다. 변화하는 시대를 받아들이지 못하고 자기 생각만을 고집한다면 자녀들과 소통할 수 없다고 강조했다.

### 소통의 중요성을 말해주는 중국의 가옥 '토루'

중국 복건성에는 '토루'라는 특이한 건축 구조가 있다.

유네스코 세계유산에 등재된 토루는 원형과 사각형의 형태를 띤다. 하나의 토루에는 보통 1백에서 2백 가구가 공동체를 이루고 있다.

토루의 주인은 한족에서 갈라진 객가족이다. 남송 시절 전란을 피해 남쪽으로 이주했다. 깊은 산속에 토루를 짓고 산비탈에 차밭을 일구며 살아왔다.

토루는 성채와 흡사해 외부 침입에 맞선 방어적 성격을 지니고 있다. 토루를 감싼 외벽은 두께 1미터 이상의 흙과 나무로 이뤄졌고, 3층 구조이다. 1층에선 가축을 기르고, 2층은 일종의 부엌, 3층이 생활공간이다. 토루 중앙 널찍한 마당에는 사당과 우물이 있다.

토루에서 외부로 통하는 출입구는 단 하나이다. 토루는 보기에 대단히 폐쇄적인 구조이다. 실제로 토루의 객가족은 외부와 철저하게 차단된 생활을 유지했다. 세상의 흐름을 제대로 모르는, 시대에 뒤떨어진 공동체이리라 쉽사리 추측할 수 있다.

그러나 객가족은 중국의 유태인으로 불릴 만큼 머리가 좋고 사업 수단이 뛰어나다. 또한 진취적 특성을 갖춰 해외로 진출한 화교들의 상당수가 객가족 출신이다. 공동체에 대한 결속도 남달라 토루를 떠날지라도 그들만의 문화와 객가어를 지켜내고 있다.

대만 총리를 지낸 이등휘, 필리핀 아키노, 태평천국의 창시자인 홍수전, 건국의 아버지라 불리는 손문, 중국 근대화의 기초를 다진 등소평, 싱가포르 총리를 지낸 이광요, 호랑이 연고 제조자 후원호 등이 바로 객가족의 인물이다.

어떻게 토루와 같은 폐쇄적 구조에서 뛰어난 인재가 탄생했을까?

그 비밀은 바로 소통에 있다. 그들의 소통의 장은 토루 중앙의 마당이었다. 외부와 고립된 상태이므로 공동체의 일상은 마당을 중심으로 이뤄졌다. 노인부터 아이까지, 눈을 떠 잠들 때까지 마당에서 자연스레 소통할 수 있었다. 결국 그들은 삶의 지혜의 대부분을 마당에서의 소통을 통해 배운 셈이었다.

현대 건축가들은 토루의 구조를 주목하고 있다. 소통의 공간을 자연스럽게 만든 토루에게서 현대 건축물이 지닌 독립성의 한계를 읽은 것이다.

실제로 토루의 건축 구조를 모방한 건축물이 있다. 덴마크 코펜하겐에 있는 티에트겐 대학교 기숙사이다. 놀라운 사실은 이 기숙사에서 생활한 학생들은 여느 학생들에 비해 인성과 능력이 뛰어난 것으로 알려졌다.

소통은 삶의 동력이자 이유이다.

돌아보면, 우리에게도 소통의 공간이 있었다. 동네마다 널찍한 공터인 마당이었다. 우리 대부분은 마당을 통해 소통을 익혔다. 삶의 지혜를 배웠다.

현대의 크나큰 병폐로 소통 부재를 꼽는다. 자신만의 공간에 갇혀 불통의 성을 굳게 쌓고 있다. 이러한 불통이 해소되지 않는다면, 우리의 삶과 미래는 위태롭고 어두울 수밖에 없다.

### 소통의 부재는 치매의 원인

어르신들은 요즘 세대를 인정해야 소통이 된다. 치매의 원인 중 하나는 소통의 부재이다. 그러므로 원활한 소통의 마당을 마련하는 것이 곧 치매 예방의 길이다.

가족은 물론 이웃과의 소통, 모든 사람과의 소통이 잘 이루어져야 한다. 소통이 되지 않으면 노인들은 고립된다. 외로움은 뇌를 위축시킨다. 두뇌활동은 정지되고 치매는 더 빨리 찾아오게 된다.

가족 간 소통의 출발은 대화이다. 활발한 대화는 뇌 활동을 자극하기 때문에 치매를 예방할 수 있다.

치매를 피하고 싶은가. 먼저 소통의 자리를 마련하라.

그러나 주의할 점이 있다. 소통의 자리에서의 마음가짐이다. 요즘 세대를 이해하지 못하면 자녀들과의 소통은 이루어지지 않는다.

기성세대는 자신의 생각이 절대적으로 옳다고 생각하는 경향이 있다. 그러나 요즘 세대의 생각을 인정하고 받아들이지 않으면 대화가 되지 않는다. 틀린 것이 아니라 다른 것이라는 인식이 필요하다. 또한 어르신들은 변화하는 세대를 이해하고 거기에 발맞추려고 노력해야 한다.

### 요즘 세대를 인정해야 소통이 된다

1.4 후퇴 때 피난 내려온 할아버지가 있었다. 사흘씩 밥을 굶는 것은 예사였다. 일주일씩을 허기진 배를 주려가며 오로지 돈만 벌었던 할아버지였다.

할아버지는 주변 사람이나 자녀들에게 짜장면, 국밥 한 그릇도 아까워서 못 사줬다. 어쩌다 자녀들이나 주변 사람들에게 밥 한 그릇이라도 살 때는 자신이 배고픔을 참고 어떻게 살아왔는지에 대한 얘기를 자꾸 했다.

자녀들은 귀가 따갑게 듣다보니 '1.4 후퇴의 1자 소리만 들어도 소름이 끼친다'고 했다.

세상이 너무 많이 변했음에도 할아버지는 여전히 그 시대에 머물러 있었다. 오히려 자녀들이나 손자들을 과거로 끌고 가려고 했다. 결국 소통 대신 불통만 남았다.

불통은 고독감으로, 고독은 뇌를 위축시켜 치매를 불러들이는 꼴이 된다. 시대가 변한만큼 어르신들도 변해야 한다.

치매 없는 노년을 맞이하고 싶은가. 호시탐탐 노리는 치매의 엉덩이를 걷어차고 싶은가.

고독을 피하라.

고독하지 않으려거든 소통부터 시작하라. 소통하기 위해선 필연적으로 변화를 받아들여야 한다. 변화에 발을 맞추려는 건, 머리를 써 뇌에 활기를 불어넣는 일이다.

# 2천원의 천국

'2천원의 천국.'

필자가 강의하고 있는 동부복지관의 어르신들이 자주 하시는 말씀이다. 2천원은 복지관에서 제공하는 점심 식사의 가격이다. 복지관에서 맛보는 즐거움과 행복을 상징적으로 드러낸 표현이다.

아침에 셔틀버스로 복지관에 와서 종일 프로그램에 참여할 수 있다. 무엇인가를 배우고 더불어 공유할 수 있는 시간이 당신들에게는 천국인 것이다.

복지관에서 수업을 시작하기 전, 필자는 '2천원의 천국' 의미를 제대로 몰랐다. 막상 복지관에서 어르신들과 함께 생활하다 보니 이 공간이 어르신들께 얼마나 소중한 역할을 하고 있는지 실감하게 되었다.

특히 순천 동부복지관은 다양한 프로그램뿐만 아니라 깨끗한 시설에 카페까지 갖추고 있다. 지역 어르신들에게 쉼터 역할을 한다. 삼삼오오 모여서 다정하게 차를 마시면서 어울리는 모습들을 보며 훗날 필자의 모습을 상상하기도 한다.

### 어르신들의 치매 예방 교육을 일찌감치 시작한 동부복지관

치매 예방 교육을 하면서 늘 마음 한 구석이 무거웠다. 정말 필요한 곳이 많은데, 정작 예방의 손길이 미치지 못하고 있기 때문이었다. 안타깝고 아쉬웠다. 실질적인 도움을 드리고 싶었다.

여러 곳을 방문해 치매 예방 교육 봉사를 해드리고 싶다고 했다. 그러나 대부분 미온적 태도였다. 주어진 업무 외에 새로운 시도가 낯선 탓일까. 혹은 그때만 해도 치매 예방의 중요성을 제대로 인식치 못한 탓일 수도 있었으리라.

동부복지관의 태도는 달랐다. 담당인 김경식 선생님은 어르신들께 정말 필요한 강의라며, 바로 연락이 왔다.

한여름, 24명 정원에 40명의 어르신들이 모이니 열기가 뜨거웠다. 김경식 선생님은 매 시간마다 직접 책상과 의자를 재배치하는 등 땀을 뻘뻘 흘리며 열성적으로 수업을 도왔다. 지역 어르신들을 위해 자진해서 노력과 수고를 마다하지 않았다.

1년 동안 치매 예방 교육을 실시했다. 순수한 봉사였다. 이듬해 정규 수업으로 진행키로 결정하였고, 지금은 동부복지관 대표 수업이 되었다. 한 사람의 긍정적인 태도가 복지관의 많은 어르신들에게 얼마나 많은 혜택을 누릴 수 있게 했는가를 생각하면 그저 감사할 따름이다.

동부복지관 어르신들은 최고의 멋쟁이다. 처음부터 그랬던 건 아니다. 대부분 집에서의 복장 그대로, 부스스한 모습으로 강의 현장에 들어서곤 했다.

생각을 바꾸기 위해선 무엇보다 태도에 변화를 일으켜야 했다. 강의 중에도 반복해 말했다.

"자녀들이 사준 옷 중에서 가장 예쁜 걸로 입고 오세요. 립스틱도 제일 예쁜 것으로 바르세요."

특히 화장을 강조했다. 어르신들이 자신감을 찾고 스스로를 사랑하는 마음을 갖게 하기 위해서였다.

"아침에 화장할 때 거울 앞에서 이렇게 자신을 칭찬해 보세요. 내가 이 세상 제일 예쁜 사람이다, 라고요."

한동안 쑥스러워했다. 늘그막에 주책 아니겠냐며 고개를 저었다. 그러면서도 내심 기뻤을까, 조금씩 변하기 시작했다.

### 외모가 변하니 학습에도 적극적이 되다

태도의 변화가 생각의 변화를 이끈다. 생각의 변화가 뇌의 활성화로까지 이어진다.

시간이 지나자 동부복지관 어르신들의 옷차림이 날로 화사해졌다. 화장에도 익숙해졌다. 외모만 변한 것이 아니다. 학습에 훨씬 적극적으로 참여했고, 소리 내어 웃는 일이 잦았고, 거리낌 없이 자기주장을 펼치기도 했다. 결국 작은 변화가 큰 변화를 이끌어낸 셈이다.

밥은 나를 위해서 먹고, 화장과 옷은 남을 위해 한다는 말이 있다. 조금만 부지런하게 몇 분만 투자하면 나도 즐겁고 보는 이도 즐겁다.

외부 손님이 동부복지관을 찾으면 먼저 어르신들의 표정에서 깜짝 놀란다. 밝은 표정에 자신감이 흘러넘친다. 순천 시니어 미스코리아들이 다 모였다고 말할 정도다.

나이가 들면 흘러간 것에 매달릴 때가 많다. 돌이킬 수 없는 것에 집착하면, 후회만 되새기게 될 뿐이다.

'흘러간 강물에는 두 번 다시 발을 담을 수 없다.'

그리스 철학자 헤라클레이토스의 말이다.

그렇다. 지금을 소중하게 여겨야 한다. 이 세상 가장 아름다울 때는 바로 지금 이 순간이다. 이 순간이 지나고 나면 다시는 오지 않는 것이 우리의 인생이다.

# 텔레비전은 끄고 책을 펼쳐라

2019년 복지관 프로그램으로 '뇌활성화반'을 모집했다.

치매 예방을 위해 다양한 분야를 접목하여 운영하는 프로그램이다. 점점 퇴화되어가는 뇌를 활발하게 활성화시키기 위한 노력이다.

정원 24명. 담당자와 통화를 하니, 64명의 어르신들이 접수를 했다고 한다. 정원에 맞춰 수업 준비를 해놓았기에 당황스러웠다. 담당자에게 어떻게 하려고 그렇게 많이 받았냐고 물었다. 무슨 수를 써서라도 참석하시겠다는 걸 막을 길이 없었다는 대답이었다.

3년 동안 계속 필자에게 수업을 받았던 어르신들이 많았다. 일주일 동안 필자의 수업만을 기다리신다는 어르신들을 어찌 돌려보낼 수 있겠는가.

방법을 궁리하면서 한편 적잖이 기뻤다. 어르신들의 관심과 인식이 많이 달라졌다는 것을 느낄 수 있었다. 건강하고 즐거운 노년을 위해 자신을 돌보려는 어르신들이 많아졌다는 증거였기 때문이다.

"치매가 제일 무서워하는 것은 집밖으로 나온 사람이고, 제일 무서워하는 곳은 복지관이다."

수업에 참여했던 한 어르신의 말씀이다.

필자의 수고를 격려하는 의도가 담겼겠지만, 어느 정도 사실이기도 하다. 복지관에서 씩씩하게 활동을 하는 어르신들은 치매 걱정에서 자유롭다. 집에서 혼자만 있는 어르신들이 문제다.

집에만 있다 보니 텔레비전을 시청하는 시간이 많다. 텔레비전을 바라보는 동안 뇌는 그대로 정지한다.

뇌를 움직이게 해야 한다. 쓰면 쓸수록 활발해지는 것이 뇌이기 때문이다. 생각을 하며 활동을 해야 뇌가 자극을 받는다. 그러기 위해선 자발적, 능동적 참여가 중요하다. 일테면 프로그램을 따라하면서 쓰고, 만들고, 그리는 과정을 통해 뇌를 활성화시켜야 한다.

필자는 강의 중에 자주 권한다. 텔레비전은 꼭 필요한 내용만 보고 끄고 지내라고. 멍하니 텔레비전을 볼 시간에 친구들과 전화로라도 자주 수다를 떨라고 말한다. 무엇이든 스스로 할 수 있는 것이 중요하다. 그래야 뇌가 활성화된다.

### 텔레비전은 뇌를 멈추게 하고 독서는 뇌를 움직이게 한다

아무 생각 없이 텔레비전에 빠져 있던 어르신들이 깜짝 놀라며 말한다. 텔레비전이 뇌 활동에 나쁘다는 말을 처음 들었다고 한다. 알아야 의지가 생긴다. 의지를 통해 몸을 움직이게 된다.

텔레비전 시청은 수동적이다. 보여주는 것을 바라만 보면 된다. 텔레비전을 보는 동안 뇌는 활동을 멈춘다. 다 보여주고 들려주기 때문에 뇌는 할 일이 없기 때문이다.

이와 달리 독서는 능동적 활동이다. 일방적 주입이 아니다. 읽는 과정을 통해 장면을 상상하고, 상황을 파악해야 한다. 곧 두뇌를 자극해 생각의 확장과 기억력의 손실을 막아준다. 그러므로 독서는 치매 예방에 크나큰 도움을 준다.

미국 러시대학 의료센터 신경 · 행동과학과 윌슨 교수는 신경학저널(Journal Neurology)에 발표한 논문에서 이렇게 말했다.

"어떤 일을 하느냐에 따라 인지능력이 감퇴할 수도 있고 향상될 수도 있다. 뇌를 지속적으로 자극하는 활동을 하면 뇌 회로가 원활하게 작동해 뇌질환이 발생하는 것을 예방할 수 있다."

독서 이야기를 하면 고개부터 흔드는 어르신들이 있었다.

"젊어서도 안 읽은 책이야. 이 나이에 읽어서 무엇에 쓰겠어?"

그런 분들에게 이렇게 대답한다.

"독서는 치매 예방 약입니다"라고.

노년기부터라도 결코 늦지 않았다. 아니 노년기일수록 두뇌를 자극하는 활동을 꾸준히 한다면 정신 쇠퇴가 일어날 가능성이 32퍼센트나 줄어든다. 반면 이러한 활동을 하지 않는 사람들은 뇌의 능력이 퇴보하는 속도가 48퍼센트나 빨라진다.

결국 지속적으로 두뇌를 자극하는 활동이 치매 예방이다. 초기 치매라면 진행을 늦추거나 정지시키는 효과를 가져다준다.

여러 가지 활동으로 뇌를 꾸준히 자극해야 한다. 그럴 때 치매 등 노화로 인해 일어나는 질병에 대처할 수 있는 뇌의 구조와 기능이 형성된다.

뇌를 자극하는 활동으로는 무엇이 좋을까?

독서 외에도 방법은 많다. 바느질, 퍼즐 맞추기, 사진 찍기 등의 취미활동도 뇌 자극에 좋다. 또한 몸을 움직이는 신체활동도 훌륭한 선택이다.

어르신이여, 당장 텔레비전의 코드를 뽑으시라.

자녀들이여, 쉽고 재밌는 책을 선정해 함께 읽어라. 독후 소감을 발표하는 자리까지 마련한다면 치매 걱정은 더 이상 없으리라.

# 뇌도 운동이 필요하다

"우리 몸은 과거 수렵 채집하던 시절과 달라지지 않았어요. 우리 뇌는 신체를 활발히 움직일 때 최상의 능력을 끌어내도록 진화했어요. 인류는 사냥하던 시절 끊임없이 움직이면서 고도의 집중력과 창의성을 발휘했습니다."

하버드대학 정신의학과 교수인 존 레이터가 한국을 방문해 언론과 인터뷰한 내용이다.

그는 한국의 학생들이 좁은 교실에 갇혀 몇 시간씩 움직이지 않고 공부하는 모습에 충격을 받았다고 한다. 이러한 학습법은 뇌를 쪼그라들게 만들 수 있다고 지적했다. 일테면 수업 전 5분만이라도 운동을 시키는 것이 오히려 효과적인 학습법이라고 했다.

그에 따르면, 뇌도 근육이라 써야 발달하고 안 쓰면 퇴화된다. 그러기 위해서는 뇌운동을 통해 뇌를 활성화시켜야 한다는 것이다.

운동을 통한 뇌의 활성화라면, 복지관 어르신들은 이미 실천하고 있는 셈이다. 가장 좋아하는 수업이 바로 뇌운동이기 때문이다.

필자는 수업 전 20~30분 동안 치매 예방 체조와 뇌운동부터 한다. 이후 본 수업을 하면 어르신들의 눈빛이 다르다는걸 확연히 느끼곤 한다.

운동을 하면 뇌에 공급되는 피와 산소가 늘어난다. 세포 생성 속도가 빨라지고, 당연히 뇌의 신경세포 뉴런의 기능이 활발해진다.

### 재미있게 시작하는 뇌운동

뇌운동은 간단한 동작부터 시작한다. 자연스레 웃음을 이끌어낼 재미있는 동작이 중요하다.

한 손은 주먹, 한 손은 펴기부터 출발한다. 차근차근 난이도를 높여간다. 한 손 엄지, 한 손 검지. 이어서 반대로 천천히 따라할 수 있게 유도한다. 처음에는 마음 따로, 손 따로 움직이니 여기저기서 웃음이 터져 나온다.

이번에는 양쪽 동시에 하는 게 아니라 한쪽 엄지 한쪽 검지를 계속 반복해 본다. 그러다 점차 속도를 높여 진행하면 저절로 집중을 하게 된다.

익숙해지면 반대로 유도한다. 재미를 더하기 위해 "이번에는 전라도 버전으로 가겠습니다"라고 한다. "아까멩키로(조금 전하고 똑같이) 아까멩키로"를 반복하다 보면, 어느새 웃음바다가 된다.

다음으로, 한 손 검지로 동그라미를, 반대쪽 검지로 세모를 그리게 한다. 재차 한 손 검지는 동그라미 한손 검지는 네모를 그리게 한다.

사실 네모그리기는 젊은 층에게도 만만치 않은 동작이다. 자꾸 연습하고 노력하는 과정이 중요하다. 사실 우리 뇌는 잘될 때보다 하려고 노력할 때 훨씬 활성화가 된다.

한 손은 주먹을 쥐고 높이 올리고 다른 손은 옆구리를 문지르게 한 다음 두드리기를 하게 한다. 물론 쉽지 않다. 뇌를 위한 운동이려니 마음먹고 반복해 연습하면 결국 극복할 수 있다.

다른 방법도 있다. 짝꿍끼리 가위 바위 보를 세 번하게 한다. 어떻게 해서든 이겨보려 집중을 할 것이다. 그러나 정작 중요한 뇌운동은 다음부터다.

본인의 양 손을 경쟁시키는 것이다. 두 주먹을 쥐고 무조건 왼손이 이기도록 가위 바위 보를 하게 한다. 그 다음에는 오른손이 이기도록 반복해서 진행한다.

### 단어찾기로 시작하는 뇌훈련

뇌운동을 위한 효과적인 방법으로 연상하며 단어 찾기도 있다.

일명 '글자 탑 쌓기' 수업으로, 한 단어로 시작해서 다섯 단어까지 찾는다. 어르신들에게 막연하게 단어 찾기를 시키면 어려워하고 재미도 없어 한다.

관심을 갖게 하기 위해서는 우선 본인의 몸에서부터 시작한다. 신체

중 한 글자로 된 단어 찾기를 하는 것이다. 익숙한 만큼 쉽고 흥미롭게 받아들인다.

한 글자로 된 단어로 눈, 코, 입, 귀. 두 글자로 된 단어로 머리, 가슴, 무릎, 이마. 세 글자로 발가락, 허벅지, 아랫배, 손가락. 네 글자로 된 단어는 파마머리, 결혼반지, 발뒤꿈치, 엄지손톱. 다섯 글자로 하지 정맥류, 무릎 보호대, 엄지손가락, 허리 디스크 등을 찾게 한다.

어느 정도 익숙해지면 안방에 있는 물건, 주방에 있는 물건 등으로 확장해 나간다. 사계절과 관련된 단어, 나라 이름 등등.

다른 사람들은 어떤 단어들을 찾았는지, 서로 발표하고 없는 단어들은 채워 넣게 하다보면 시간 가는줄 모르고 빠져든다.

뇌의 노화 현상 때문에 나이가 들수록 단어들이 잘 떠오르지 않을 때가 있다. 단어 찾기는 뇌 훈련의 좋은 방법이다.

이러한 것들이 바로 어르신을 위한 뇌운동이다. 몸을 움직이면서도 끊임없이 뇌를 활성화시켜 생각하게 돕는 것이다.

우리 뇌를 싱글 테스킹(Single tasking), 즉 한 가지 일에만 매달리게 하는 것은 좋지 않다. 복합적으로 사용하게 하는 멀티 테스킹(Multi tasking)이 뇌 활성화에 훨씬 바람직하다. 뇌운동도 당연히 멀티 테스킹이 되어야 한다.

# 미술을 통한 치매 예방 교육

예전에 전시회에서 고흐 작품들을 감상한 적이 있었다. 그때 큐레이터의 해설에 반해서 작품의 역사와 시대적인 배경, 작가의 의도 등을 따로 공부하게 되었다. 그런 연유로 어르신들께 그림을 소개할 수 있었다. 더불어 미술 활동과 치매 예방을 접목하게 되었다.

종종 명화라고 알려진 작품을 수업 시간에 보여준다. 그림 감상을 통해 어르신들의 생각 지평을 넓혀 뇌를 활성화하려는 의도이다.

바로크 미술의 거장 루벤스의 작품 '시몬과 페로'.

네덜란드 암스테르담 국립미술관 입구에 걸려 있다. 루벤스 작품 중 걸작으로 꼽힌다.

그러나 어르신들은 그림을 보는 순간 눈살부터 찌푸린다. 그럴 만도 하다. 노인이 젊은 여인의 드러낸 젖가슴을 물고 있기 때문이다. 노인과 여인이 부녀 관계라고 전하면, 얼굴이 붉으락푸르락 분개한다.

그때 필자는 작품에 담긴 이야기를 들려준다.

기원 전후 로마의 작가 막시무시의 책 '기억할 만한 언행들'에 나온 이야기를 바탕으로 루벤스가 그린 그림이었다.

시몬이라는 노인이 사형선고를 받았다. 굶겨 죽이라는 아사형이었다. 아무것도 못 먹고 굶주림 속에서 죽을 날을 기다리는 시몬에게는 페로라는 딸이 있었다. 페로는 막 출산한 직후였다.

페로는 아버지 시몬을 마지막으로 보기 위해 감옥으로 찾아갔다. 뼈만 앙상한 아버지에게 페로는 자신의 가슴을 풀어헤친 채, 부끄러움을 무릅쓰고 퉁퉁 불은 젖을 먹였다. 왕이 페로의 효성에 감동해 시몬을 석방하였다.

### 뇌를 깨우는 왼손 오른손 바꿔 그리기

그림에 담긴 사연을 들은 어르신들의 눈에는 눈물이 글썽인다.

우리는 제대로 알지 못하면 눈에 보이는 것에만 매달린다. 그러나 진실을 알면 생각이 작동해 몸이 움직인다. 역시 아는 만큼 보인다.

그림 감상은 뇌의 문을 여는 단계이다. 명화를 보면서 이전과는 달리 그림에 관심을 보인다. 그때 미술 활동을 시작한다.

밑그림에 색칠하기.

이때 뇌 활성화를 위해 손에 유의한다. 오른손잡이인 사람은 왼손으로, 왼손잡이는 오른손을 사용하도록 한다. 손은 뇌에 지대한 영향을 미친다. 한쪽 손을 계속 사용하면 뇌의 균형을 잃게 된다. 평소와 다른 손을 쓰는 것만으로 좌뇌 우뇌를 골고루 활성화 시킬 수 있다. 처음에는 어색해도 쓰면 쓸수록 느는 것이 실력이요, 뇌의 활동 범위이다. 당장 그림을 그리기 어렵다면 숫자 1부터 10까지 쓰기를 시도하는 것도 바람직하다.

주제를 놓고 그림을 그리기보다 본인이 주제를 선택하는 것이 효과적이다. 여기에 익숙하지 않다면, 큰 주제의 윤곽만 정해줘도 된다.

뇌를 깨우는 적극적인 방법이 참여이다. 그러므로 자유롭게 주제를 선택해 완성한 그림을 전체에게 보여준다. 이어 본인이 주제와 의도를 발표하도록 이끈다.

처음이 어렵다. 어느 정도 익숙해지면 망설이던 어르신들도 서로 발표하려고 한다. 무대가 없어서 무대에 오르지 못하는 배우처럼, 어르신들에게는 이제껏 기회가 없었을 뿐이다. 기회만 주어진다면 얼마든지 자신을 드러낼 용기를 발휘할 수 있다.

수업 중 어르신들의 작품을 동영상으로 제작해 보여주는 것도 대단히 효과가 있다. 본인의 모습과 작품이 빔을 통해 큰 화면에 나오면, 무척 즐거워한다. 마치 텔레비전에 자신이 출연한 것처럼 좋아한다.

잊지 말자. 즐거운 만큼 뇌는 깨어난다.

이곳저곳 강의를 하다 보니 알게 되었다. 지자체에서 시행하는 치매예방 강의장에 빔 설치가 되어 있는 곳이 많지 않다. 적극적으로 설치할 필요성을 느낀다.

빔이 설치된 강의장과 그렇지 않은 강의장의 교육 효과는 현저히 다르다. 수강생이 어르신들일수록 빔이 필요하다. 전달하고자 하는 내용을 화면을 통해 보여주면 훨씬 쉽게 이해를 하기 때문이다.

### 뇌에 자극을 주는 미술활동들

협동화 그리기도 다양한 효과를 발휘한다.

A4용지에 저마다 다른 그림을 그린다. 한 주제 안에서 생각이 다르고 표현 방법도 서로 다르다. 각자의 생각과 방식으로 그리고 나서 합쳐 보면, 그럴싸한 작품이 탄생된다.

미술활동은 적극적으로 뇌를 깨우는 과정이다. 같은 주제를 두고 어떻게 생각할 것인가, 또 어떻게 표현할 것인가를 생각하게 만든다. 비단 여기에 머물지 않는다. 작품이 남는다. 그리는 순간의 설렘이 완성의 기쁨으로 이어진다. 그때마다 닫혔던 뇌가 활짝 열린다.

많은 어르신들이 집에 가서 붙여놓고 보고 또 본다고 한다. 손자 손녀들이 오면 직접 그렸다고 자랑을 한다. 그림을 본 손자가 스케치북을 선물로 사줬다고 크게 기뻐한 어르신도 있었다. 연세만 많다 뿐이지 마음만은 소녀시절로 다시 돌아간 듯하다.

평생 살면서 크레파스를 처음 잡아 보았다는 어르신들도 있다. 이렇게 그림 공부가 재미있는 줄은 꿈에도 몰랐다고 한다. 가난하고 배고픈 시절 교육을 제대로 받지 못한 어르신들도 꽤 많다. 늙어 내가 무슨 복이 터졌는지 모르겠다며 기뻐한다.

아예 문맹인 분들도 있다. 그래도 열정만큼은 누구도 따라올 수 없다. 어떻게 해서든 수업만은 빠지지 않고 나오겠다며 못해도 이해해 달라고 부탁한다.

오히려 고마운 쪽은 필자이다. 어르신들이 기뻐하는 모습을 통해 어디에서도 맛보기 힘든 행복을 만끽하고 있기 때문이다.

한번은 감기가 심해 이비인후과에 갔다. 거기서 뇌활성화반 어르신을 만났다. 어르신은 필자의 진료가 끝날 때까지 일부러 기다리다가 점심 식사에 초대했다. 하도 간곡해 차마 거절할 수가 없었다.

어르신의 딸과 함께 식사를 했다. 딸은 어르신이 뇌활성화반 자랑을 너무 많이 하셔서 선생님이 궁금했다고 한다.

"우리 엄마가 이렇게 열심히 공부를 하시는걸 보니 자식들이 너무 좋아해요. 시간이 지날수록 정신이 더 맑아지는 것 같아요. 정말 감사합니다."

딸은 연신 고개를 숙였다.

### 내 부모님을 보는 마음으로 어르신들을 바라보다

불쑥 돌아가신 필자의 어머니 모습이 떠올라 눈시울을 붉혔다.

어머니의 유품을 정리를 할 때의 일이다. 자식들이 쓰다버린 노트 몇 권이 나왔다. 그 당시 이종임씨가 진행했던 프로그램 '오늘의 요리'의 레시피가 빼곡하게 적혀 있었다. 별것도 아닌데, 어머니의 마음이 느껴져 참 많이 울었다.

필자의 어머니는 평생을 일만 하다 돌아가셨다. 바깥 세상이 어떻게 돌아가는지도 모른 채로. 그래도 꼭 필자에게 하시던 말씀이 있다.

"절대 집에만 있지 말고 밖에 나가 활동을 해라."

그땐 그 말뜻을 잘 몰랐다. 세월이 지나고 어머니 나이쯤이 되어 실감을 했다.

필자에게 주위에서 묻고 한다. 왜 그렇게 어르신들과의 수업에 열중하느냐고.

치매 환자를 두고 사랑환자라고 부른다. 사랑 없으면 도저히 돌볼 수 없기 때문이다. 필자가 줄곧 해온 치매 예방 교육도 그러하다. 사랑의 마음으로 손을 내밀지 않으면 할 수 없는 강의이다.

만나는 어르신 한 분 한 분이 필자에게 마치 친 부모님처럼 느껴진다. 그분들이 변하고, 즐거워하고, 환한 미소를 짓는 것이 너무 감사하고 행복하다.

어머니의 사랑 .. 용혜원

어머니가
남 몰래 눈물을 흘리시는
아픔 속에 자란 내가
오늘은 어버이가 된 기쁨에
눈물을 흘립니다.

어른이 된 뒤에야
삶의 깊은 의미를
알 수 있는 것을
보채며 투정만 부렸던 날들이
내 얼굴을 부끄럽게 합니다.

꽃밭에서 꽃을 꺾어 달라는
나를 달래시며
두고 보아야
오래 아름다움을 볼 수 있다시던
어머니의 마음을
자식을 키워 가며
가슴 깊이 알았습니다.

어머니!
이 아들도
각박한 이 세상에서
오래도록 버틸 수 있는 힘은
어머니를 닮았나 봅니다.

# 마음의 상처를 들어줄 때 뇌가 살아난다

주위에서 필자를 오해한 적이 있었다. 웃음치료를 통해 치매 예방 교육을 한다고 판단한 까닭이었다. 그럴 만했다. 치매 예방하면 대부분 웃음치료로 강의를 하는 이들이 많았다.

웃음치료가 뇌의 긍정성을 높이는 효율적인 면이 있긴 하다. 그러나 치매 예방은 종합적이고 구체적인 계획과 인식 아래서 이뤄져야 한다. 하나의 방법만을 갖고 접근하는 것은 그야말로 눈 감고 코끼리 만지는 격이다.

비슷한 오해는 또 있었다.

한국강사협회 명강사 대회를 참가했을 때였다. 공들여 준비한 강의를 마쳤을 때, 심사위원 중 누군가에게서 치매 예방 교육에 대해 평가절하하는 발언을 들었다. 주제 자체가 노인들이나 상대하는 복지관 강의라는 것이었다.

치매 예방 교육이 얼마나 중요하고 시급한 문제인가. 심사위원으로 나선 이조차 제대로 이해하지 못하는 현실에 기가 막혔다. 또한 복지관 어르신들은 강의를 들을 자격이 없다는 말인가 하는 생각에 가슴이 저렸다.

### 치매 예방 강의는 종합 선물 세트와도 같다

뇌의 영역이 전방위이므로 어느 한쪽으로 치우칠 수 없다. 따라서 치매 예방 교육을 담당하려면 팔방미인이 되어야 한다.

팔방미인이 되려고 줄곧 노력해 왔지만 도저히 따라잡을 수 없는 영역이 있다. 필자는 선천적으로 몸치이다. 노래는 그런 대로 부르지만 춤은 정말 아니다. 몇 명 몸치들을 결성해 치매 예방에 좋다는 스포츠 댄스를 배워볼까 고민 중이다.

몸을 움직인다는 것은 뇌 또한 움직인다는 뜻이다. 율동과 함께 노래까지 곁들인다면, 뇌의 활성화에 매우 뛰어난 효과를 발휘한다. 특히 노랫말에 담긴 사연을 알게 된다면, 그 효과를 극대화시키는 효과가 있다.

강의 중에 어르신들에게 이야기를 많이 들려준다. 그리고 들었던 내용을 다른 누군가에게 전달해 주라고 당부한다. 몰랐던 사실을 알았을 때, 드러내고 싶은 게 인간의 심리이다. 그러나 그 역시도 자꾸 시도해봐야 한다.

이야기 전달만으로도 뇌 전체를 사용하게 된다. 생각을 떠올리고,

재구성하고, 표현하는 절차이기 때문이다.

이별의 노래

기러기 울어 예는 하늘 구만리
바람은 싸늘 불어 가을은 깊었네
아아 너도 가고 나도 가야지

한낮이 끝나면 밤이 오듯이
우리의 사랑도 저물었네
아아 너도 가고 나도 가야지

산촌에 눈이 쌓인 어느 날 밤에
촛불을 밝혀두고 홀로 울리라
아아 너도 가고 나도 가야지

가을이 오면 한번쯤 흥얼거리게 되는, 널리 알려진 가곡이다. 박목월 시인의 시에 김성태 작곡가가 곡을 입혔다.

이 시에는 가슴 저린 사연이 깃들어 있다.

6.25전쟁이 끝나갈 무렵 박목월 시인은 여대생인 제자와 사랑에 빠졌다. 뛰어난 시인이자 대학 교수라는 명예와 화목했던 가정마저 버

리고 홀연히 종적을 감췄다.

한참을 지난 후 시인의 아내는 남편이 제주도에 있다는 사실을 알았다. 제주도로 찾아가 시인과 함께 여대생을 만났다. 그들의 궁핍한 살림을 목격했다. 아내는 추운 겨울을 따뜻하게 지내라고 옷과 돈 봉투를 건네고 서울로 올라왔다.

두 사람은 아내의 뒷모습에 가슴 아파하며 그만 헤어지기로 결정했다. 그날 밤, 시인은 사랑하는 여인에게 이별의 선물로 시를 지어 주었다. 바로 '이별의 노래'였다.

바람난 남편을 찾아 제주도로 가는 아내의 마음은 얼마나 슬펐을까. 또 질타하는 대신 옷과 돈을 남기도 돌아설 때의 심정은 얼마나 저렸을까.

가정으로 돌아온 시인을 아내는 따뜻하게 맞아주었다. 시인 역시 충실한 가장의 모습으로 돌아왔다. 찢어지게 가난해 아내의 바느질로 생계를 꾸려야만 했던 시절이었다. 아내의 희생이 없었더라면 아름다운 시는 탄생하지 않았을 것이다.

그렇다. 그 시대의 엄마들은 가정을 위해, 자식을 위해 그렇게 희생했다. 가정을 지키기 위해 설움과 고통을 인내했던 저마다의 사연이 있다.

그 시절엔 남편이 바람을 피우는 건 마치 부의 상징인 양 인식되었다. 아들을 못 낳았다는 이유로 한 집에 두 아내가 함께 사는 일이 얼마나 흔했던가. 우리 어머니들은 그렇게 아픈 사연들을 가슴에 묻고 살아야만 했었다.

치매 환자들에게서 흔히 나타나는 증상이 있다. 남편의 외도 기억은 확실하게 남아 있다. 그리고 당시의 일에 머물러 있는 경우가 많다. 치매 환자 중 유난히 남편에게 집착한다면, 아픈 사연으로 말미암아 다른 여자들을 경계하기 때문이다.

### 마음의 상처는 독이 되어 치매를 부추긴다

종갓집 맏며느리로 시집 온 명희씨는 할머니와 시아버지, 시어머니를 모시고 살았다. 시댁의 형편은 남들이 부러워할 만큼 넉넉했다. 손님들의 방문이 끊이지 않았고, 친척들 애경사도 많았다. 허리 펼 날 없이 젊은 시절을 보내야 했다. 시동생들 살림살이도 도와야 했다.

손자며느리 명희씨를 몹시 아끼고 예뻐한 시할머니가 어느 날부터 이상해졌다. 명희씨만 보면 차마 입에도 담지 못할 욕을 해 대는 것이었다.

다른 사람들에게는 관대한 시할머니가 자기만 보면 욕을 해대니 명희씨는 기가 막힐 노릇이었다. 점점 심해진 시할머니의 상태를 가족과 상의했다. 병원을 찾았고, 치매였다.

시할머니에게는 마음의 상처가 있었다. 아들을 중시 여겼던 그 시절, 아들이 하나밖에 없다는 이유로 집안의 어른들이 첩을 들였다. 결국 아들을 낳지 못하고 떠나긴 했지만 그때의 상처가 시할머니에게 깊이 남았던 모양이었다.

치매에 걸리자 시할머니는 명희씨를 그때의 첩으로 여겨 욕을 퍼부으며 미워했던 것이다. 가슴에 응어리진 한을 손자며느리에게 쏟아냈던 것이다.

가부장제도 속에서 살아야 했던 여인들은 가슴 아픈 상처들을 갖고 있다. 그 상처가 치유되지 않다 보니 치매가 오면 그 시절로 돌아간다. 자신들의 가슴 속에 묻어 두었던 아픔을 꺼내 누군가에게 분노를 터뜨린다.

### 응어리를 털어놓고 공감받을 때 뇌가 자유로워진다

노랫말의 사연을 들려주면, 여기저기서 폭폭 한숨 소리가 들려온다. 수업이 끝나도 냉큼 일어서질 않는다. 한 분 두 분 속내를 털어놓는다. 비슷한 시대를 살아냈기에 공감의 시간이 이어진다. 응어리를 털어놓고 공감 받는 순간, 억눌렀던 뇌가 자유로워진다.

그렇다. 마음의 상처는 독이 되어 뇌를 위축시킨다. 치매에 걸릴 위험이 그만큼 커진다. 심리적 불안 요소를 해결하는 것이 중요하다. 따라서 필자는 치매 예방과 더불어 심리 치료에 많은 신경을 쓰고 있다.

상당수의 어르신들이 부부 관계에 의한 상처가 깊다. 남자의 뇌, 여자의 뇌를 자주 설명한다. 이성의 뇌를 제대로 알면 상대를 이해할 수 있기 때문이다. 이해를 해야 용서와 치유의 문이 열린다. 또한 누구나 상처를 가지고 있으니, 안으로 삭히지 말고 드러내라고 권유한다. 가까운 친구들이나 친척들에게 털어놓으라고 말한다. 속 시원하게 욕도 하고 소리도 지르라고 한다.

마음의 병은 심장에 있는 것이 아니다. 뇌 속에 응어리로 남아 있기에 서둘러 풀어내야 한다. 그때 치매를 부르는 독이 제거된다.

미리미리 응어리를 풀어야 한다. 그래야 마음의 병, 즉 뇌의 아픔이 치유된다.

필자가 의도하는 진정한 치매 예방 교육은 수업이 끝나면서 비로소 시작된다. 아무리 머릿속에 담아 넣어도 실천하지 않으면 소용없다.

자녀들은 그 시대를 살지 못했다. 따라서 제대로 이해할 수 없다. 그러니 부모님의 사연이 귀에 들어오지 않는다. 부모님 역시 입을 닫게 된다.

자녀들이여, 부모의 치매를 예방하고 싶은가.

부모의 이야기를 판단하지 말라. 조용히 들어주며 공감하라. 그것만으로도 부모의 치매를 막는 역할을 톡톡히 한 셈이다.

# 좋은 추억이 쌓여야 뇌에 활력이 생긴다

치매 예방 교육이 공교롭게도 10월의 마지막 날에 열리게 되었다. 이용의 '잊혀진 계절'이라는 노랫말 때문일까, 와인이라도 한 잔 해야 될 것 같은 느낌이 들었다.

스토리가 있는 칵테일 강의에 참석했던 생각이 났다. 강의와 함께 칵테일을 한 잔씩 만들어서 마셨다. 느낌도 분위기도 좋았다. 참가자의 반응 역시 뜨거웠다.

10월의 마지막 날, 어르신들 수업에서 시도해보기로 했다.

들판에 많이 핀 감국차 만들기와 차 예법에 대해 설명했다. 일회용 접시에 과자와 나뭇잎으로 얼굴을 만들었다. 낙엽을 이용해 이쑤시개로 장식까지 했다.

굳이 얼굴 만들기를 한 이유가 있다. 혹시 치매 증상이 보이는 어르신을 파악하기 위해서다. 눈과 코와 입의 배치를 제대로 하지 못하면,

치매를 의심해봐야 한다.

그날의 하이라이트는 단연 칵테일 만들기였다. 칵테일을 혼합하고 흔들어보기도 했다. '데낄라 썬라이즈'와 '마가리타' 그리고 'B52'를 만들었다.

칵테일은 술과 여러 종류의 음료 첨가물 등을 혼합한 술이다. 1920년 미국의 금주법이 시행되면서 술을 좋아하는 사람들이 당국의 눈을 피해 술에 음료를 타서 마시면서 칵테일은 전성기를 맞이하게 되었다.

칵테일 하나하나에는 스토리가 있다.

마가리타는 1949년 전미 칵테일 대회 입상작이었다. 총기 오발사고로 억울하게 떠나게 된 옛 여인이 술을 마실 때 꼭 소금과 곁들여 마셨다. 사랑하는 여인을 생각하며 글라스 가장자리에 소금을 바르고 그녀의 이름을 따서 마가리타라고 했다.

데낄라 선라이즈는 데낄라가 고향인 멕시코의 일출을 형상화해서 만든 술이고, B52는 미국의 전략 폭격기 이름으로 바에서 원샷하기 좋은 칵테일이다.

칵테일에 얽힌 스토리를 들려줬더니 의외로 흥미롭게 받아들였다. 집에서 간단하게 만들어 볼 수 있게 방법을 가르쳤다. 칵테일을 먼저 눈으로 감상하도록 했다. 부부로 오신 분들은 러브샷까지 이끌었다.

막걸리와 소주에만 익숙했던 어르신들에게 칵테일은 그야말로 별천지를 맛보는 기분이었을까. 몇몇 어르신들은 이제 죽어도 여한이 없다고 할 만큼 좋아했다. 그날의 칵테일파티는 어르신들이 평생 잊지 못할 추억으로 남았을 것이다.

어르신들은 겉모습만 변했을 뿐 젊은이와 똑같다는 것을 느낄 때가 많다. 마음만은 이팔청춘이라는 말은 과연 맞다. 젊음을 느낄, 그리고 발산할 기회가 없을 뿐이다.

### 추억 만들기로 행복지수를 높이는 것이 치매 예방이다

어르신들을 상대하는 치매 교육자로서 필자가 고민하고 추구하는 바가 있다. 어떻게 하면 그분들 삶의 질을 높여주고 행복지수를 높일 수 있을까 하는 것이다.

추억 만들기도 그 중 하나다. 기억에 남을 좋은 추억을 간직하도록 돕는 게 치매를 예방하고, 지연시키는 일이기 때문이다.

추억도 노력해야 만들어지는 것이다. 자꾸 몸을 움직이고 기회를 잡아야 추억도 생긴다.

돈이 아까워서 주변 사람들에게 한푼을 못 쓰고 살다가 돌아가시는 분들을 본다. 그렇게 아낀 재산은 결국 자녀들에게 분란의 소지가 된다. 장례식장에서부터 싸움이 시작되는 경우도 있다. 형제지간에 재산 싸움으로 서로 등을 지고 살기도 한다.

이런 경우도 있었다. 장례식을 치르고 49재를 절에서 모시는데 자녀들이 오지 않아 재를 지내지 못했다고 한다. 우리 주변 흔히 볼 수 있는 일이라는 게 참 맘이 아프다.

살아있을 때 주변 분들과 어울리고 재미있게 보내라고 교육 도중 자주 강조한다. 지금 이 순간이 행복해야 훗날 추억이 된다. 그러므로 순간순간을 재미있고 즐겁게 살아야 추억이 쌓인다.

이 세상 모든 것은 저축이 되지만 행복은 예외다.

순간순간이 행복해야 되기 때문에 저축이 안 된다. 오늘 이 시간은 다시는 돌아오지 않는다. 하루하루 최선을 다해 행복하게 살자.

오늘이라는 날은 어제 죽은 사람이 살고자 발버둥 쳤던 그날이다.

# 찾아가는 치매 예방 교육

"우리 친정아버지는 길을 자꾸 잃어버려요. 치매가 아닐지 걱정되네요. 병원에 모시고 가서 검사를 받아야 될까요?"

"엄마의 요리가 옛날에는 안 그랬는데 요즘 짜서 도저히 못 먹겠어요. 음식이 너무 짜다며 싱겁게 하라고 해도 엄마는 변하질 않네요. 이것도 치매 초기 증상일까요?"

"시아버님은 예전에는 아주 자상하신 분이었습니다. 저희들에게 너무 잘하셨는데, 어느 날부터 짜증을 내기 시작하시더니 최근에는 점점 심해지셨어요. 치매, 맞죠?"

강의를 마치고 나면 이러한 질문을 받고 한다. 대부분 젊은이들이고, 하나같이 근심 어린 질문이다.

이제껏 치매 예방 교육은 단순히 어르신을 위한 교육으로 인식되어 있다. 그러나 실상은 젊은이들에게 더 필요한 교육이다. 당장은 곁에 계신 부모님을 위해, 장차 자신의 미래를 위해 알아두고 대비하고 있어야 한다.

치매는 바이러스 감염처럼 짧은 순간 이뤄지는 것이 아니다. 긴 세월에 걸쳐 뇌에 나쁜 영향을 미친 결과물이다.

치매 예방 역시 단 기간 효과를 보려는 자세를 버려야 한다. 일찌감치 준비하고 평생 동안 건강한 뇌를 지켜나가겠다는 각오가 필요하다.

엄정히 말해, 치매 예방은 젊은이들에게 더 필요하다. 더 절실한 문제이다. 그러나 현실은 젊은이를 위한 치매 예방 교육은 거의 이뤄지지 않고 있다.

### '감사누리'와 치매 예방

고민하던 중 관련 기관과 상의했다. 젊은 계층을 대상으로 찾아가는 치매 예방 교육을 실시하기로 했다.

젊은이들이 과연 치매의 심각성을 제대로 받아들이고 있을까. 그러나 막상 강의 모집을 알리자 정원을 훨씬 넘어섰다.

강의는 '감사누리'와 치매 예방 교육으로 구성했다.

치매에 무슨 감사일까 의아심을 품을 수 있다. 그러나 감사는 치매와 긴밀한 연관성을 갖고 있다. 감사는 긍정적인 마음가짐을 불러오고, 긍정이 곧 뇌의 활성화를 일으킨다. 뇌의 활성화는 치매를 막는 단단한 성벽이 되어준다.

심리학자와 뇌과학자의 연구에 따르면, 부정적인 마인드는 치매에 문을 활짝 열어놓는 결과를 빚는다. 일테면 우울증은 치매로 가는 통로인 셈이다.

부정적인 마인드에서 긍정적인 마인드로 바뀌는 비결로, 많은 전문가들은 감사를 꼽고 있다. 물론 필자도 동의하는 바이다.

감사를 생활화해야 한다. 감사를 습관처럼 삶의 구석구석 자연스럽게 배어나오게 노력해야 한다. 그러기 위해선 대단한 무엇을 찾기보다 먼저 일상생활의 소소한 것에 주목할 필요가 있다. 작은 것에서부터 감사할 줄 아는 마음, 태도, 습관을 기르는 것이 중요하다. 이것이 '감사누리'이다.

감사누리는 곧 행복한 뇌를 만들기 위한 훈련이다. 뇌의 긍정성을 높이기 위한 과정이다.

닉 부이치치.

그는 전 세계를 다니며 희망의 메시지를 전달하고 있는, 태어날 때부터 팔과 다리가 없는 지체장애인이다.

닉의 부모는 닉을 장애학교가 아닌 일반학교에 다니게 했다. 닉으로선 결코 쉬운 일이 아니었다. 8살 때는 학교에서 괴물이라고 따돌림을 당하기도 했고, 그로 인해 심한 우울증으로 자살을 생각하기도 했다.

그때마다 닉의 부모는 이렇게 격려했다.

"우리는 네가 곁에 있어 너무나 감사하구나. 너는 신체 일부가 없을 뿐이지 정상인하고 똑같아. 있는 것에 먼저 감사하거라. 감사를 잊지 않는다면, 너는 상상 이상으로 행복하게 살아갈 거란다."

부모는 끊임없이 긍정적인 태도로 그를 대해줬다. 감사를 가르쳤다. 칭찬과 격려로, 무엇이든 할 수 있다는 용기를 주었다.

그는 꿈과 삶의 목표를 세웠다. 그리고 하나하나 도전해 나갔다. 부모의 긍정적인 마인드가 닉에게 그대로 전달된 결과였다. 불평불만으로 낙담하지 않고 감사했다. 장애라는 자기 합리화로 포기하지 않았다. 없는 것보다 있는 것에 주목했다. 할 수 없다는 선입견을 버리고 할 수 있는 가능성을 찾았다.

그의 도전은 멈추지 않았다. 닭발가락 같은 두 발가락을 이용해 옷 입기, 양치질, 샤워까지 스스로 해냈다. 컴퓨터 사용과 글씨 쓰는 법도 터득했다. 나아가 일반인들도 하기 어려운 수영, 골프, 낚시, 드럼, 축구, 다이빙 등 많은 운동을 즐기고 있다. 19세부터 세계 각국을 다니며 다양한 청중들을 대상으로 강연을 하고 있다.

불가능은 없다. 그는 스스로 다짐했지만 한 가지는 불가능할 거라고 생각했다. 결혼이었다.

어느 날 첫눈에 반한 천사 같은 여인을 만났다.

“당신을 너무 사랑하지만 팔이 없어 당신을 안아 줄 수가 없군요.”

그의 말에 천사 같은 여인은 대답했다.

“당신의 두 팔보다 당신의 마음이 먼저 와서 나를 먼저 껴안습니다.”

그들은 결혼했고, 네 아이의 부모가 되어 행복하게 살고 있다.

닉의 행복한 삶은 감사의 결과였다. 없는 것이 아니라 지금 있는 것에 감사했기에 가능했다.

### 젊은이들은 감사를 알아야 부모를 돌볼 수 있다

감사는 어르신 뿐만아니라 젊은이들에게도 중요한 키워드이다.

감사한 마음이 건강한 뇌를 만든다는 사실은, 여러 방면에서 검증된 바이다.

소확행이란 말이 자주 들린다. 소소하고 확실한 행복을 추구하고자 한다. 행복은 거대하고 엄청난 것에서 비롯되지 않는다. 로또에 당첨되었다고 해도 그 기쁨은 4개월에 불과하다는 연구 결과가 있듯이, 행복은 거대하고 엄청난 것에서 비롯되지 않는다. 소소한 일상의 잔잔한 감사가 바로 행복으로 이어진다.

감사누리는 젊은이들에게 또 다른 의미를 갖고 있다. 그들은 치매 증상을 보이거나 치매 위험 속에 있는 부모를 지켜야 할 세대이다.

치매 환자는 사랑환자라고 부른다. 치매 환자를 돌보는 일은 사랑 없으면 불가능하기 때문이다. 누구나 부모를 사랑한다. 그러나 치매가 깊어지면 사랑은 무력해지기 일쑤이다. 이때도 감사가 필요하다. 곁에 있다는 사실에 감사하는 마음이 치매에 걸린 부모를 지킬 힘이 된다.

자이언트 세콰이어.

세상에서 가장 크게 성장하는 나무이다. 전남 담양에 있는 메타 세콰이어와는 사촌지간이라고 볼 수 있다.

미국 캘리포니아 시에라네바다 산맥 해발 2천미터 부근 고지대에서 자생하고 있다. 높이는 우리나라 아파트 20층 높이만큼이나 자라고 껍질이 불에 잘 타지 않기 때문에 산불이 나더라도 천년 이상을 살 수 있다.

오래전에 자이언트 세콰이어 숲이 우거져 간벌을 했다. 머지않아 이상한 일이 벌어졌다. 멀쩡했던 나무들이 절로 쓰러지기 시작한 거였다. 조사해 보니 문제는 뿌리에 있었다. 이 거대한 나무의 뿌리가 고작 1미터 남짓에 불과했다.

그렇다면 어떻게 거대한 덩치를 유지했을까. 땅 밑에서 어깨동무를 하듯 서로의 뿌리를 연결해 의지했다. 공동체인 이웃이 사라지자 남아 있는 나무들도 견디지 못하고 쓰러졌던 것이다.

인간도 혼자서는 살아갈 수 없다. 마치 자이언트 세콰이어나무처럼 서로 소통하면서 의지하고 살아가야 한다.

감사는 소통의 첫 걸음이다.

감사의 마음이 가족 공동체와 더불어 사는 세상을 굳건하게 받쳐준다. 치매 예방에 관심을 갖는 젊은이들이 감사를 실천해야 할 소중한 이유이다.

# 매일 감사로 살아나는 뇌

어르신들에게 더 좋은 치매 예방 교육을 하기 위해 여러 곳을 찾아다녔다. 다양한 교육을 받으면서 어떻게 하면 치매를 예방하는 프로그램을 계발할 수 있을까 고민했다. 그러다가 알게 된 것이 '감사누리'였다.

먼저 감사의 효과에 놀랐다. 어르신들이 감사를 실천한다면 치매를 예방하는데 매우 효과적이리라 확신하게 되었다.

### 감사는 어떻게 치매 예방에 좋을까?

미국에서 감사와 행복의 상관관계를 가장 많이 연구한 UC데이비스대학의 아몬스 박사는 감사와 관련된 논문 79편을 분석했다. 감사의 긍정적 효과를 발표했다.

감사하면 스트레스가 빨리 극복된다.

감사를 통해 남과 비교를 덜 하게 되며 자존감이 높아진다.

타인에 대해 신뢰할 수 있게 된다.

감사하는 자세만으로 신체가 건강해진다.

감사가 우리의 뇌에 변화를 일으킨다.

그렇다. 감사의 말을 하거나 듣게 되면 우리의 뇌는 행복감을 느낀다. 이때 자연스럽게 몸에 이로운 옥시토닌이라는 호르몬이 분비된다. 옥시토닌은 노화된 세포들에게 활력을 주고 재생시킨다.

감사를 통해 뇌세포가 재생되고 활력을 얻을 수 있다. 치매는 뇌세포가 퇴화되면서 나타나는 대표적인 질병이므로 감사의 마음과 행동만으로도 치매가 예방되는 셈이다.

### 치매 예방 교육에 감사를 접목하다

포천시에서 진행하는 감사경영 프로그램에 참여하였다. 4주 동안 교육을 받았다. 필자가 거주하는 순천시에서 시행하고 있는 '사랑합니다. 감사합니다'와 접목을 하면 참 좋겠다는 생각에 열심히 공부를 했다. 수료 후 여러 기관을 찾아다니며, '사감운동'의 실천이 바로 감사경영 프로그램이라고 소개를 했다.

필자의 생각은 확고했다. 순천시가 행복도시로 가기 위해서는 꼭 필요한 교육이었다. 판교 진료소 장지희 소장님과 순천시에 감사 씨앗을 뿌리는 역할을 하자고 제의했다. 소장님이 흔쾌히 동의해 판교 진료소, 동부복지관, 유치원 등에서 시작했다. 역시나 호응이 좋았다.

짝꿍끼리 칭찬하기, 마을주민 돌아가면서 칭찬하기, 순천시에 살아서 감사한 일 등을 적어 발표를 했다. 강의실에 칭찬과 감사가 넘쳐났다. 웃음이 끊이지 않았다.

이번에는 며느리에게 줄 감사 카드를 작성하는 시간을 가졌다.

손자 손녀, 잘 키워줘서 감사합니다.

집안 애경사를 잘 챙겨줘서 감사합니다.

시부모 용돈을 많이 줘서 감사합니다.

우리 아들 사람 만들어 줘서 감사합니다.

안부 전화를 자주해서 감사합니다.

이러한 내용이 담긴 감사카드를 액자에 넣어 선물하기 좋게 준비했다. 후일담이 참으로 훈훈했다.

처음으로 며느리가 자진해서 손을 잡아주었다.

서로 부둥켜안고 울었다.

밥상의 반찬이 달라졌다.

며느리 말투가 부드러워졌다.

감사카드 한 장으로 관계를 가로막았던 벽이 무너진 셈이었다. 감사의 위력을 새삼 실감하는 계기가 되었다.

치매의 원인 중 하나는 관계의 단절이다. 끊어진 관계는 외로움과 절망을 가져온다. 당연히 뇌를 위축시키는 결과를 빚고 만다.

감사는 관계에 생기를 불어넣는 일이다. 감사의 단어와 말은 뇌를 긍정적으로 활성화한다. 치매가 달아난다.

### 감사일기 쓰기로 치매 예방

예상했던 대로 감사누리와 치매 예방 교육을 접목시키면서 호응도는 더 높아졌다. 호응도에서 그쳐선 아니 될 일. 일상에서 쉽게 실천할 길을 찾았다. 바로 감사일기 쓰기였다.

글쓰기 자체는 치매를 예방하는 효과적인 방법이다. 그러나 글쓰기라면 당장 부담부터 느낀다. 일기라면 한결 편하게 받아들인다.

매일 일기쓰기는 기억력에 많은 도움을 준다. 일기를 쓰는 과정에서 뇌 활동이 증가하기 때문이다. 하루 중 있었던 일들을 기억하는 과정이 뇌를 활성화시킨다. 또한 하루의 감정을 풍부하게 표현할수록 치매 예방에 효과적이다.

그런 의미에서 감사 일기쓰기는 치매 예방에 더 없이 좋은 활동이다. 하루의 일들을 떠올리는 자체로 기억력을 회복된다. 게다가 감사의 마음까지 표현하니 몸에 유익한 호르몬 옥시토닌이 절로 분비된다.

프랑스에 유명한 개구리 요리가 있다.

식탁 위에 버너와 냄비를 가져다 놓고 손님들이 보는 앞에서 개구리를 산 채로 넣고 조리를 한다. 이때 물이 뜨거워지면 개구리가 튀어나

오기 때문에 서서히 온도를 올려준다. 개구리는 물이 따뜻하다 보니 가만히 엎드려 있다. 아주 느린 속도로 서서히 가열하기 때문에 개구리는 자기가 삶아지고 있다는 사실을 모른다. 기분 좋게 잠을 자면서 죽어가게 된다.

어릴 적 기억을 떠올려보자. 재래식 화장실에 들어갈 때 냄새가 심해 코를 막고 들어간다. 한참 볼일을 보다보면 나도 모르게 코에서 손이 떼어진다. 서서히 그 냄새에 적응이 된 셈이다.

이렇듯 뇌는 주어진 조건 안에서 활동하고 적응하게 되어 있다. 감사 조건이 주어지면 활기가 넘치고, 불평의 조건에서는 위축된다. 치매를 연구하는 뇌 과학자들이 감사를 주목하는 이유이다.

그날그날 겪었던 좋은 기억들을 잠자기 전에 회상하고 정리하면 뇌가 자연스럽게 긍정성을 유지하게 된다. 성공한 많은 사람들을 살펴보면 감사를 근간으로 한 리더십을 갖추고 있다. 감사가 긍정적인 결과를 빚기 때문이다.

필자 역시 삶을 바꾸고 활기를 불어넣어 준 계기가 있었다. 감사일기. 하루에 다섯 가지 감사의 목록을 기록하는 일이었다.

꽤 오랫동안 감사일기를 써오고 있다. 일상의 소소한 것에서부터 감사를 찾았다. 결국 감사가 주는 행복을 만끽하게 되었고, 스스로를 긍정 마인드로 똘똘 뭉치게 했다. 감사일기의 효과는 긍정적인 시각을 갖추는 것에 그치지 않는다. 뇌를 깨우는, 놀라운 능력이 있다.

## 감사일기 쓰기의 놀라운 효과

대한민국 최고의 강사를 가리는 명강사 대회를 앞두고 있을 때였다. 강의 준비로 정신이 없었고, 심리적 안정을 취하지도 못했다. 감사일기도 잘 써지질 않았다. 7일 동안을 미뤄두게 되었다. 퍼뜩 정신이 들었다. 대중 앞에서 감사일기의 효과를 역설해왔는데, 분주함을 이유로 쓰지 않았다는 것이 부끄러웠다.

일주일 치 감사일기를 한꺼번에 쓰게 되었다. 7일의 기억을 떠올리며 놀라운 사실을 알아냈다. 일주일간의 일과가 너무도 생생하게, 낱낱이 떠올랐다. 예전 같으면 기억이 가물가물해 한참을 궁리하다 포기했을 것이다. 감사 일기를 쓰면서 기억력이 부쩍 좋아진 느낌이었다. 아, 이게 바로 뇌 훈련이구나, 하는 생각을 갖게 되었다.

많은 전문가들이 치매 예방에 일기를 쓰는 게 효과적이라고 한다. 필자는 경험으로 확인한 셈이었고, 그 후 더 열심히 쓰게 되었다.

치매는 최근 기억부터 상실하기 시작한다. 그러므로 감사일기는 최근 기억을 회복시키는 훈련이기도 하다. 아침부터 잠드는 순간까지를 다시금 기억해 보는 훈련이야말로 치매 예방에 최고가 아닐 수 없다.

글쓰기 자체가 힘들다는 사람이 있다. 시간도 많이 걸릴뿐더러 기록하는 자체도 여간 번거로운 것이 아니다. 또한 일상에는 슬프고 안타깝고 분노할 일도 많은데, 이런 것들을 일일이 기록하는 것은 긍정적인 마인드 확장에 도움이 되지 않는다고 말한다.

그럴 때 좋은 방법이 있다. 바로 감사일기다.

일상을 낱낱이 기록할 필요가 없다. 감사할 목록만 따로 적어놓는 것으로 충분하다. 글쓰기 실력을 따로 고민하지 않아도 된다. 시간 단축은 물론 일상을 바라보는 시각 자체가 긍정적으로 바뀐다.

무조건 감사일기를 써보라. 놀라운 효과를 체험하게 된다. 감사일기를 쓰면서 하루를 정리하게 된다. 힘든 일이 있을 때는 그럼에도 불구하고 감사하게 된다. 하루 5가지 감사를 찾아서 쓰는 '5감사 일기'를 쓰다 보면 자연스럽게 긍정적인 사람으로 바뀌게 된다.

내가 행복하지 않고서는 가족들이 행복할 수 없다. 나의 행복은 가족과 연결되어 있다. 그러므로 내가 행복해지려면 나의 마음가짐부터 달라져야 한다. 감사를 통해 나의 뇌를 긍정적으로 만들어 보자

**하루 5감사 일기**

1. 아침에 눈을 뜰 수 있어 감사합니다.
2. 걸어 다닐 수 있는 두 다리가 있어 감사합니다.
3. 아름다운 세상을 볼 수 있는 두 눈이 있어 감사합니다.
4. 맛있는 밥상을 받을 수 있어 감사합니다.
5. 편히 쉴 수 있는 내 집이 있어 감사합니다.

이러한 일상생활에 소소한 감사가 큰 감사를 불러온다.

감사일기를 쓰는 것이, 필자에겐 빼놓을 수 없는 일상이 되었다. 자연스럽게 마음이 긍정 모드로 향하게 되었다. 감사일기를 통해 남편의 부도 이후 힘든 생활을 헤쳐 나올 수 있었고, 치매 예방이라는 힘든 공부를 포기하지 않고 할 수 있는 힘을 얻었다. 바로 '5감사일기'의 위력이었다.

인간은 새로운 습관을 형성하기까지 20일이 걸린다. 그 습관이 몸에 익숙해지기까지는 90일이 걸린다고 한다. 감사일기를 습관의 법칙에 따라 멈추지 않는다면, 치매 예방을 위해 든든하고도 확실한 대비책을 마련해 놓는 것이다.

장병들을 대상으로 감사일기 강의를 했다. 현장에서 직접 쓰게 했더니 반응이 굉장히 뜨거웠다.

군인이 된 자신을 늘 걱정하며 응원하는 부모님, 어렸을 때의 기억, 친구의 편지, 동료의 따뜻한 말 한 마디……. 아하, 그게 감사한 일이었구나, 하며 기뻐했다.

감사일기는 유치원부터 청소년, 어르신들에 이르기까지 두루 활용할 수 있다.

연구 결과에 의해 입증된 바, 감사일기를 쓰다보면 우리 뇌가 긍정적으로 바뀐다. 사랑합니다. 감사합니다. 행복합니다. 고맙습니다와 같은 긍정단어를 쓰는 사람들일수록 병에 대한 저항력이 강하고, 수명이 길고, 치매에 걸릴 확률이 적다.

가정이 행복하길 원하는가? 치매를 예방하고 싶은가?

그럼 자신부터 감사일기 쓰는 습관을 가져라. 가정의 행복과 치매 예방의 최고 명약이다.

### 감사 일기 쓰는 방법

1. 한 줄이라도 좋으니 매일 다섯 가지를 쓰라.

감사한 내용을 길게 쓰면 더 좋겠지만 단 한 줄이라도 괜찮다. 중요한 것은 매일 다섯 가지 이상을 떠올리는 것이다.

처음에는 다섯 가지를 생각해내기 어려울 수 있다. 그래도 밀고 나가라. 감사일기를 쓰기 위해 억지로라도 감사를 가져다 붙이면 실제로 감사한 일이 된다. 그리고 점점 쉽사리 감사할 일들을 찾게 된다. 평소에는 그냥 지나쳤던 일들도 감사하게 느껴진다. 감사가 생활화되는 것이다.

2. 주변의 모든 일을 감사하라.

대단한 사건이 아니어도 좋다. 주변의 작은 일에서 감사를 찾으라. 일상생활 속에서 감사의 거리를 찾을 때 감사가 풍성해진다.

3. 무엇이 왜 감사한지를 구체적으로 작성하라.

보통 처음에는 한 줄로 시작한다. 점점 익숙해지면서 감사의 이유까지 구체적으로 작성하다보면 더욱 풍성한 감사와 만나게 된다.

4. 긍정문으로 써라.

"~~안 해서 감사하다" 보다 "~~해서 감사하다"로 표현한다. 긍정적인 문장이 긍정적인 마음과 생각을 가져오기 때문이다.

5. "때문에"가 아니라 "덕분에"로 써라.

'때문에'는 보통 남을 탓할 말을 자주 사용하는 언어이다. 반면 '덕분에'는 남의 도움을 받았을 때 사용한다. '때문에'보다는 '덕분에'라는 용어가 감사의 마음을 불러일으킨다.

6. 현재 시제로 작성하라.

현재, 지금 감사하는 마음을 갖는 것이 중요하다. 따라서 현재 시제를 사용해 써내려가라.

7. 모든 문장은 '감사합니다'로 마무리하라.

그래야 내용이 감사로 잘 정리된다.

# 스트레스를 친구 삼아라

오래 전의 일이다. 당시 유치원 다니던 둘째 아이가 두 주먹을 불끈 쥐고 달려오더니 물었다.

"엄마! 주원이 아빠는 해병대 나왔대. 우리 아빠는 군대 어딜 갔다 왔어?"

"응. 월남 스키부대."

장난삼아 대답을 했다. 그러나 아이는 기세등등한 낯으로 친구에게 자랑을 하겠다며 뛰어갔다. 얼른 아이를 불러 세우고 사실대로 말했다.

"현준아, 월남이라는 나라는 아주 뜨거운 나라야. 거기에 눈이 올까? 아빠는 할아버지 할머니가 연세가 많아서 사실 군대를 못 갔어."

아이가 풀이 죽어 푹 고개를 숙였다. 기를 살려주고 싶었지만 달리 방법이 없었다. 듣기로는, 해병대라고 하면 남자들에게는 선망의 대상이라고 했다. 그러나 유감스럽게도 필자의 집안에는 해병대 출신이 없었다.

필자에게 해병대 장병들을 대상으로 한 강의 요청이 들어왔다. 기쁘기도 했고 가슴 설레기도 했다. 부대를 방문해 이틀에 걸쳐 스트레스 강의를 했다. 조직생활은 스트레스를 받게 마련이다. 통제와 규율이 중시되는 군대 조직에서의 스트레스는 능히 짐작할 만하다. 그러므로 다른 조직에 비해 훨씬 더 적극적으로 스트레스를 다루는 자세가 필요하다.

### 스트레스와 치매

흔히 스트레스를 만병의 근원이라고 한다.

최근 연구 결과에 의하면, 스트레스는 알츠하이머 치매와도 연관이 있다. 스트레스가 치매의 주범인 독성 단백질 '베타 아밀로이드'를 증가시키기 때문이다. 따라서 스트레스가 계속 이어지면 독성 단백질이 뇌에 축적되어 치매로 이어진다.

통계에 의해서도 스트레스와 치매의 연관성이 드러났다.

시카고 러쉬대학교에서 65세 이상 1,064명을 대상으로 스트레스 반응 조사를 했다. 그 결과 스트레스가 많은 사람들은 치매 발병이 2배 이상 증가하는 것으로 드러났다.

스트레스는 엄마 뱃속에서부터 시작해 세상을 마칠 때까지 함께한다. 부정할 수도, 거부할 수도 없다. 다만 스트레스를 바라보는 시각과 대하는 태도는 바꿀 수 있다.

스트레스는 무조건 나쁜 것일까.

그렇지 않다. 스트레스 분야의 개척자이자 대가인 한스 셀리는 적당한 스트레스가 없으면 인류는 멸망한다고 했다. 비슷한 예로 어떤 사람에게서 스트레스를 완전히 제거하면, 그 사람은 무능해지고 만다.

스트레스라는 평생 친구를 어떻게 바라볼 것인가. 긍정적인 시각이 필요하다. 긍정적 시각으로 바라본 스트레스는 뇌를 위축시키는 것이 아니라 오히려 긴장감을 불러일으켜 활성화시키기 때문이다.

### 스트레스를 해소하는 비결은 감사

긍정적 스트레스를 평생 친구로 삼기 위해선 어찌할 것인가?

1958년 스트레스 연구로 노벨의학상을 받은 한스 셀리의 말에서 그 해답을 찾아보자.

한스 셀리가 하버드대학에서 마지막 고별 강연을 했다. 강당에는 하버드대 백발의 노교수들과 학생으로 가득 찼다. 강연을 마치자 모두 일어서서 기립 박수를 보냈다. 끝나고 나가는 길에 한 학생이 길을 막고 물었다.

"우리는 지금 스트레스 홍수 시대에 살고 있습니다. 스트레스를 해소할 비결을 딱 한 가지만 가르쳐 주십시오."

그러자 한스 셀리는 정말 딱 한 마디로 대답했다.

"Appreciation!"(감사)

부정적 스트레스를 긍정적으로 변화시킬 수 있는 핵심 키워드는 감사이다. 감사를 통해 스트레스를 오히려 변화와 성장의 기회를 삼을 수 있다.

필자 역시 비슷한 경험을 했다. 한국강사협회가 주관하는 대한민국 명강사 대회에 참가했다. 까다로운 예심 과정을 통과해 6명이 겨루는 본선을 남겨두고 있었다.

큰 대회를 앞둔 상태에서 스트레스가 극심했다. 심장이 조여드는 고통을 느꼈다. 잠도 오지 않았고 식욕도 사라졌다. 포기할까 하는 유혹이 밀려들었다. 그때마다 현재의 모습에 감사했다. 서울을 오가며 공부할 수 있었던 기회에 감사했다. 강사들의 꿈의 무대에 설 수 있다는 자체에 감사했다.

감사로 마음을 다스리니 자신감이 생겼다. 스트레스 속에서도 변화와 성장의 기회로 여기겠노라 각오할 수 있었다.

최선을 다한 만큼 호응이 좋았다. 대상을 받진 못했어도 한 단계를 뛰어넘었다는 성취감을 느꼈다. 또한 큰 무대를 경험을 하고 나니 세상 못할 일이 없을 듯했다.

지금도 종종 생각해보곤 한다. 만약 그때 스트레스를 받지 않고 편한 마음으로 대회에 임했다면 어땠을까. 최선을 다하지 않은 채 설렁설렁 임하고 말았으리라. 성취감도, 성장도 이루지 못했으리라.

현대 사회를 살아가면서 우리는 너무나 많은 스트레스를 받는다. 특히 우리나라는 OECD 국가 중 스트레스가 심각한 나라로 꼽히고 있다. 건강, 돈, 취업, 인간관계, 이별 등으로 인한 스트레스로 고통 속에 살아간다. 스트레스 때문에 신체적으로도 아픔을 겪는다.

한 연구 자료에 따르면 스트레스가 우리 몸에 나쁘다고 생각한 사람들은 실제로 질병에 더 많이 노출되었다. 반면 적당한 스트레스는 건강에 좋다고 생각하는 사람들은 그대로 건강한 삶을 유지하며 지냈다.

### 스트레스를 바라보는 시각을 바꾸자

스트레스를 100퍼센트 해소하며 살 수는 없다. 그러나 관리는 가능하다. 스트레스는 평생의 동반자이다. 스트레스를 아예 없앨 수는 없다. 다만 시각에 따라 친구가 되기도 하고, 나를 망치는 적이 되기도 한다.

스트레스를 어떠한 시각을 바라볼 것인가?

이 질문에 대한 적절한 대답을 오프라 윈프리의 말에서 찾아볼 수 있다.

토크쇼의 여왕으로 불리는 그녀는 세계에서 가장 영향력이 큰 여성 지도자이다. 그러나 그녀는 극도로 스트레스를 받는 환경 속에서 성장했다.

미국의 미시시피주 시골 마을에서 사생아로 태어났다. 9살 때 사촌 오빠로부터 성폭행을 당했다. 14살에 미혼모가 되었고, 그 아이는 2주 후에 죽고 말았다. 어린 시절부터 술과 마약으로 방탕한 생활을 하였다.

그녀의 인생의 전환점은 스트레스를 감사로 바꾸면서 시작되었다. 아버지로부터 전해받은 감사일기를 꾸준히 쓰면서 꿈과 목표를 갖게 되었다.

그녀는 〈내가 아는 확실한 것들〉이라는 저서에서 이렇게 고백하고 있다.

'우리가 매일 만나는 순간들이 경탄의 눈으로 세상을 볼 가능성을 선사해준다는 것을 나는 확실히 안다.'

스트레스는 열악한 조건으로 비롯된다. 그러나 오프라처럼 경탄의 눈으로 바라본다면, 스트레스는 오히려 긍정적인 가능성이 될 것이다.

# 시낭송으로
# 감수성을 깨워라

그 꽃 .. 고은

내려갈 때 보았네
올라갈 때 못 본
그 꽃

“젊었을 때는 떨어지는 잎새만 봐도 가슴이 저렸지. 요즘은 아무렇지도 않아.”

“소싯적에는 문학소녀였는데, 지금 생각해보면 꿈만 같아.”

어르신들에게서 종종 듣는 푸념 섞인 이야기이다.

나이가 들면 아무래도 감흥이 예전 같지 않다. 아름다운 풍경이나 눈길을 끄는 사물도 데면데면 넘겨버리기 일쑤이다.

기억력, 사고력, 판단력만이 뇌의 영역이 아니다. 감성 역시 뇌가 주관한다. 뇌의 능력이 저하되면 감성 역시 떨어지기 마련이다. 따라서 감성을 회복하려고 노력하는 자세는, 뇌의 능력을 높이는 것이기도 하다.

강의 도중 종종 시 낭송을 한다. 시를 읽고 암송하는 것은 바로 감성을 깨우는 방법이다. 감성을 깨우는 것이 곧 치매 예방의 한 방법이기 때문이다.

### 시 낭송에 담긴 치매 예방의 효과

왜 하필이면 시 낭송인가? 시에는 감성이 잘 녹아 있다. 감성을 되살리기에는 여느 문학작품보다 탁월한 장르이다.

시 낭송을 통해 삶의 풍요로움을 느낄 수 있다. 시에 담긴 주제를 사색하게 된다. 시를 통해 상상의 나래를 펼칠 수 있다. 은유와 상징으로 담긴 시어로 생각의 영역을 넓히는 경험을 하게 된다. 지적 호기심의 충족은 물론 표현력도 배우게 된다. 낭송하면서 정확한 발음을 구사하게 되면서 발표의 자신감도 갖게 된다. 또한 시에 깃든 음률적 요소로 음악적 감각을 키워줄 수 있다.

이렇듯 시 한편을 읽고 암송하는 것이 뇌를 종합적으로 사용하는 계기가 된다. 치매 예방에 당연히 효과가 있다.

시 낭송에 앞서 시를 선택해야 한다.

첫째, 짧은 시가 적당하다. 긴 시는 암송에 무리가 따른다.

둘째, 주제가 쉽고 선명해야 한다. 한번 읽고 알아차릴 수 있어야 공감을 이끌어낼 수 있다.

셋째, 시의 소재가 익숙한 시를 선택한다. 일상에서 흔히 접하고 느낄 수 있는 소재가 바람직하다.

풀꽃 .. 나태주

자세히 보아야 예쁘다
오래보아야 사랑스럽다
너도 그렇다

수업 중에 택한 시였다.

제목을 알려주지 않은 채 몇 차례 시를 낭송했다. 이어 어르신들께 제목을 정해보라고 했다. 덥썩 제목부터 일러주는 것은 뇌를 활성화 시킬 기회를 앗아가는 셈이기에.

설렘, 첫사랑, 고백, 꽃 이야기, 예쁜 아기…….

어르신들은 느끼고 생각나는 대로 제목을 붙였다. 맘껏 상상력을 발휘하며 뇌를 힘차게 움직이는 순간이었다.

한참 갑론을박을 지켜보다 '풀꽃'이라고 일러주었다. 여기저기서 아하, 하는 탄성이 흘러나왔다. 시에 대해 완벽하게 공감하였기에 가능한 감탄이었다.

들판에, 강가에, 밭이랑에 핀 들꽃 이야기가 이어졌다. 옛날 네잎 클로버 꽃반지를 만들던 동심의 세계로 돌아갔다. 그러면서 시에 담긴 주제를 정확히 짚어냈다. 들꽃이든 사람이든, 관심을 갖고 사랑의 눈으로 바라봐야 한다는 메시지를.

짧은 시 하나가 어르신들의 감성을 흔들어 깨었다. 짝을 맞춰 마주하며 시를 낭송하게 했다. 문학소년 소녀로 돌아간 듯 발갛게 볼을 붉혔다. 살면서 처음 시를 외워본다며 즐거워했다.

다음 시간에 암송 숙제라며, 복사해 나눠드렸다. 식탁 위에 올려놓고 감성을 일깨우며 시를 암송할 모습이 눈에 선했다.

어르신들의 행복한 모습을 볼 때, 치매 예방 강의를 하며 크나큰 보람을 느낀다. 어르신들을 더 행복하게, 치매 없는 세상을 위해 분투하겠노라 각오도 다지게 된다.

너에게 묻는다 .. 안도현

연탄재 함부로 발로 차지 마라
너는
누구에게 한번이라도 뜨거운 사람이었느냐
언제가는 나도
활활 타오르고 싶은 것이다
죽어도 여기서 찬란한 끝장을 한번 보고 싶은 것이다

그리하여
온몸이 서서히 벌겋게 달아오르는 것을
나는 한번 느껴보고 싶은 것이다
대체 너는 누구에게 한번이라도 뜨거운 사람이었느냐

암송하는 시가 조금씩 늘어가면서 차츰 긴 시를 택했다.

안도현 시인의 시는 어르신들에게 많은 이야기를 꺼내게 만들었다. 함부로 걷어찼던 연탄재처럼 지난날의 안타까움, 가난했지만 알콩달콩 정겨웠던 추억, 심지어 연탄가스에 중독되었던 기억까지 되살렸다. 비단 과거에 그치지 않았다. 살아갈 날의 이야기까지 이어졌다.

한 편의 시를 읽었을 뿐이었다. 하지만 어르신들은 참 많은 사연을 털어놓았다. 그만큼 뇌를 왕성하게 작동시킨 셈이었다. 한 편의 시가 치매의 엉덩이를 멀리 차버린 것이었다.

어머니 제삿날이 돌아왔다. 주인은 제물로 쓸 동물을 잡으려고 가축우리에 들어갔다.

살이 통통하게 찐 염소를 잡으려고 하자 염소는 울상이 되었다.

"주인님 저는 매일 풀만 먹고 부지런히 젖을 만들어 주인님께 바쳤는데 저를 제물로 쓰시다니 너무 억울합니다."

말해놓고 도망을 쳤다.

이번에는 닭을 잡으러 갔더니 닭이 말했다.

"저는 새벽이면 홰를 치고 울어서 주인님께 아침이 밝아옴을 알려 드렸고 꼬박 꼬박 알을 낳아 주인님께 바쳤으니 제발 저를 놓아 주십시오."

닭의 이야기를 듣고 주인은 고개를 끄덕였다. 이제껏 기특하게 살아왔구나, 생각하며 닭을 놓아주었다.

마지막으로 남은 돼지에게 갔다.

돼지는 닭똥 같은 눈물을 뚝뚝 흘리면서 울먹였다.

"다른 짐승들은 어려서부터 부지런히 자기의 할 일을 다했는데, 나는 주인이 주는 음식만 먹고 빈둥빈둥 놀며 살만 쪘네. 제사상에 올라갈 짐승은 나밖에 없구나."

시 낭송에 이어 동화 읽기를 시도했다.

여러 번 돌아가면서 낭독을 했다. 생각난 대로, 느낀 대로 스스로에게 말해보는 시간을 가졌다. 혼자 말해 보기 연습을 하게 한 후, 짝꿍끼리 이야기 들려주기를 시도했다.

이때 주의할 바는 생각나는 대로 말해 보게 하는 것이다. 틀리든 맞든 중요하지 않다. 마지막엔 무조건 칭찬의 말을 아끼지 말아야 한다. 어르신들은 다시 초등학교 학창시절로 돌아갔다고 보면 된다. 어르신들과 수업을 하다보면 많은 애드립이 필요하다. 자신감을 심어주고 함께 할 수 있는 공감대를 형성해 주는 게 필요하다.

시낭송이나 동화 수업을 하면 할수록 어르신들의 감성이 일취월장하는 모습을 발견할 수 있다.

나이 들었다고 감성이 무뎌지거나 사라진 것이 아니다. 단지 감성을 발휘할 기회를 얻지 못했기 때문이다.

감성을 일깨워라.

'깨어 있는 뇌', 치매 없는 미래를 대비하는 훈련이다.

# 4장

# 사랑하는 당신이 나를 못 알아본다면

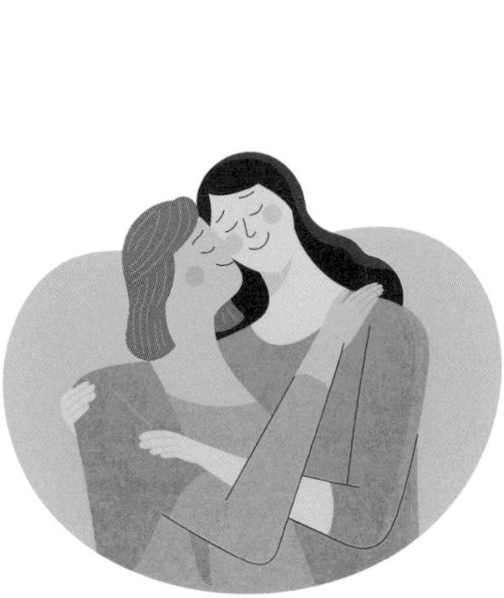

# 치매 환자 가족이 먼저 알아둬야 할 것들

가수 현숙씨는 효녀 가수로 불릴 만큼 효성이 지극하다고 알려져 있다.

대한치매학회는 현숙씨를 치매 홍보대사로 위촉했다. 치매를 앓는 아버지를 7년간 극진히 보살펴 왔다는 사실을 기리는 한편, 치매의 심각성과 예방 효과를 널리 알리기 위해서였다.

현숙씨의 아버지는 1989년에 치매 진단을 받았다. 너무나 건강했던 아버지였기에 치매가 오리라 상상도 못했다. 아버지의 초기 증상은 공무원 퇴직 이후 나타났다. 어느 날부터 갑자기 다리에 힘이 없다고 했고, 잠을 자다가 고함을 지르기도 했다. 또한 물건들을 집어 던지는 등 난폭한 행동을 보였다.

가족들은 평소와 다른 아버지의 모습을 보고 당황했다. 하지만 그저 연세가 들어 그러겠거니 여겼다.

어느 무더운 여름날, 현숙씨는 공연을 마치고 집으로 돌아오는 길에 파출소에서 한 통의 전화를 받았다. 아버지가 길을 잃어 집을 못 찾는다는 내용이었다. 바로 다음날 아버지와 함께 병원을 찾았다. 치매 진단을 받았다.

그날 저녁 현숙씨는 눈물을 흘리며 아버지의 옷에 이름표를 붙였다. 또 다시 길을 잃어버렸을 때를 대비한 조치였다.

'가수 현숙의 아버지'

당시만 해도 치매를 가정의 수치로 여기던 시절이었다. 현숙씨는 아버지의 안녕을 지키기 위해 자신의 이름을 걸었다. 유명인으로서 세상의 비난과 직면할 수도 있음에도 개의치 않았다.

현숙씨의 결단은 거기에 그치지 않았다. 치매에 대한 공부를 시작했다. 관련 서적을 살폈고, 치매 환자를 돌보는 가족을 직접 만나 그들의 경험을 들었다. 환자를 집에만 있게 하는 것은 치매를 악화시키게 된다는 의사의 조언을 따라, 공연 현장까지 아버지와 동행했다.

치매에 산책이 좋다고 이야기를 듣고 수시로 아버지의 손을 잡고 산책에 나섰다. 또한 아버지의 기억을 되찾아 주기 위해 옛날 사진들을 갖고 다니면서 틈만 나면 보여줬다.

어느 날 아버지가 가족사진을 자세히 들여다보더니 자녀들 이름을 하나씩 불렀다. 그때 현숙씨는 깜짝 놀랐다. 치매에 걸렸다고 해서 그냥 방치하면 안 된다는 것을 깨달았다. 이후 현숙씨는 치매 환자를 대하는 자세와 치매 예방을 알리는 일에 앞장섰다.

치매 예방 교육에 전념한 세월이 길어지면서 이런저런 사연과 마주하게 된다. 강의 중에 인연을 맺은 사람들에게서 종종 전화를 받는다.

"우리 엄마는 치매 안 걸릴 줄 알았어요. 어떻게 해야 하죠?"

"아빠가 치매라네요. 온 가족이 충격에 빠졌어요. 무엇부터 해야 하나요?"

대부분 예상하지 못했다고 말한다. 예방 교육을 받았지만 설마 본인 가정의 일이 될지는 몰랐다고 한다.

### 누구나 치매의 대상이 될 수 있다

요즘은 부모를 모시고 사는 가정이 많지 않다. 대부분 맞벌이로 바쁘게 살아간다. 그러다가 예상치 못하게 부모가 치매인 걸 알게 되면 큰 충격에 빠진다. 부모를 전적으로 돌볼 수 없는 상황이라면 마음이 더욱 힘들어진다. 무엇을 어떻게 해야 할지 몰라 가정은 혼란에 빠진다.

치매는 남의 일도, 아득한 먼 미래의 일도 아니다.

실제로 치매노인의 수가 12분에 1명씩 늘어나고 있다. 85세 이상 2명 중 1명이 치매 환자이다. 그렇다고 노인에게만 찾아오는 병이 아니다. 최근 젊은이들의 치매가 부쩍 증가하고 있는 실정이다.

누구나 치매의 대상이 될 수 있다.

조선시대 21대 왕 영조 임금도 치매를 앓았다고 한다. 영국의 총리도 4명이나 치매를 앓았으며, 미국의 레이건 대통령, 사회적으로 존경받던 대학교수 등 저명인사들도 치매와의 전쟁을 치뤘다.

치매 예방 교육을 하며 많은 치매가족과 환자들을 만나왔다. 그들을 볼 때마다 안타까움에 가슴이 저렸다. 조금만 더 일찍 알았다면, 초기에 적절하게 대처만 했더라면…….

치매 예방 교육의 필요성을 절감했다. 나이, 계층, 성별과 무관하게 치매 예방 교육을 받아야 마땅했다.

예방 교육 못지않게 중요한 부분도 있다. 치매 환자가 생겼을 때 올바른 대처 방법이다.

우리 집에 치매 환자가 생겼을 때 어떻게 해야 될까? 보호자가 먼저 당황해선 안 된다. 필자에게 종종 울면서 전화를 하는 이들이 있다. 하지만 환자 앞에서 눈물은 금물이다. 환자를 적절히 돌볼 지식과 방법을 알아내야 한다. 그러기 위해선 도움을 청할 곳을 찾아야 한다.

그 중 하나가 복건복지부와 중앙치매센터가 운영하는 치매상담콜센터이다. 전화번호는 1899-9988. 18살 때 기억을 99살까지 팔팔하게 되살리며 살자는 의미로 붙여진 이름이다. 365일 24시간 운영하고 있다. 이곳에서는 치매 정보와 치매에 대한 궁금한 사항을 자세하게 안내하고 있으니 활용하기 바란다.

### 1) 지문 사전등록

치매가족이 가장 크게 걱정하는 바는 무엇일까?

실종의 문제이다. 경찰청에 의하면 치매노인 실종이 2014년 8,207건에서 2017년 10,308건으로 매년 가파른 증가 추세에 있다. 실종에 대해 미리 대처할 방법을 강구해야 한다.

치매노인은 밖으로 나가려는 성향이 강하다. 어두워지면 이런 현상이 더욱 심해진다. 인지기능이 떨어진 상태에서 환자가 임의로 집을 나가면 어떤 일이 벌어질지 쉽게 짐작할 수 있다. 스스로 집을 찾을 능력이 없으므로 당연히 길에서 헤매게 된다.

실제로 이러한 사례는 무수히 많다. 아예 찾지 못하는 경우, 수년이 지나 엉뚱한 곳에서 발견되는 경우, 사망에 이른 경우도 있다.

무사히 찾았다고 안심할 일이 아니다. 실종이 한 번에 그치지 않기 때문이다. 한 번 집을 나간 환자는 상습적으로 반복한다. 가족에게는 크나큰 걱정이 아닐 수 없다.

먼저 치매 환자의 거처와 가까운 곳에 있는 파출소에 동행해 얼굴을 알리도록 한다.

"저희 집에 계시는 치매 환자입니다. 혹시 길을 잃고 헤매고 다니면 저희 집으로 모셔다 주십시오"라고 말해둔다.

치매 환자는 대부분 집 주위를 배회하므로 눈에 띄어 연락을 받을 수 있다. 그러나 배회의 시간이 길어지면 주거지에서 멀어진다. 이때를 위한 조치 방법이 지문인식이다.

지문인식 등록은 파출소, 보건소, 치매안심센터 등에서 할 수 있다. 경찰서의 지문인식 시스템에 등록된 정보를 통해 복잡한 신고 절차를 거치지 않고 신속하게 가족의 품으로 돌아갈 수 있게 돕는 제도이다. 지문인식을 해 두면 동네를 벗어나 배회하더라도 아예 실종될 가능성은 적다.

지문 사전등록제는 아동 및 지적장애인 등에게 많이 사용하고 있다. 치매노인 지문 등록률은 아직까지 매우 낮다. 하루빨리 적극적인 홍보가 필요하다.

치매 환자 지문 사전등록제에 등록만 제대로 해 놓는다면, 환자가 실종되었을 때 평균 20분 안에 가족의 품으로 돌아올 수 있다고 한다. 그렇지 않으면 86시간만에 찾을 수 있다. 애석하게도 치매 환자의 3퍼센트로 영원히 돌아오지 못한다. 따라서 지문 사전등록제에 등록을 해 놓는것은 반드시 필요한 조치이다.

길을 가다 치매 환자를 발견한다면, 경찰청(T.182)과 보건복지부(T.129)로 신고하면 된다. 모두가 관심을 가지고 길을 배회하는 치매 환자를 돌보는 시민정신도 필요하다.

### 2) 배회 인식표

치매 환자가 실종되었을 때 조기에 발견하지 못하면 위험한 일이 발생한다. 건강악화, 영양실조, 교통사고 등으로 이어지기 때문이다. 이러한 심각한 상황을 막기 위해 보건소에서는 치매 인식표를 무료로 발급해 주고 있다.

치매 환자의 이름, 주소, 연락처 등의 정보를 입력하고, 개별 고유 번호와 관련기관의 전화번호까지 기록해 환자가 가족의 품으로 돌아갈 수 있도록 돕는다.

보건소에 신청하면 택배로 집에서 받을 수 있다. 이 표를 환자의 옷과 신발 등에 뜨거운 다리미로 약 10초 동안 꾹 눌러 주면 복사가 된다. 한 번 해 놓으면 반영구적으로 사용할 수 있다.

중앙 치매센터에 따르면 치매 환자 배회인식표 보급률이 전체 치매 환자의 3퍼센트에 불과하다고 한다.

이처럼 보급률이 낮은 이유는 무엇일까?

첫째, 이런 제도적 장치가 있는 줄 모르기 때문이다. 몰라서 이용하지 못하는 가정이 많으니 더 적극적인 교육과 홍보가 필요하다.

둘째, 철저히 준비하고 대책을 세워야 한다는 인식이 부족하다. 집에서 잘 돌보면 되지, 뭘 그렇게까지 해야하나 하는 안일한 생각 때문에 준비를 하지 않는 것이다.

적은 수고를 하고 치매 환자를 보호할 수 있는데, 안일한 생각으로 대비를 하지 않는 것은 어리석은 행동이다. 설마 하는 생각으로 준비에 소홀할 때 불행한 일을 맞이하는 경우가 많다.

앞으로 보건소와 경찰서가 협업해 치매 환자 실종 제로 사업도 추진할 계획이라고 하니 반가운 소식이 아닐 수 없다.

### 3) 배회감지기

배회감지기(GPS 위치추적기)를 부착해 두는 방법도 있다.

길을 잃은 치매 환자의 위치를 알려주는 소형 위치 추적기이다. 목, 허리, 손목에 착용할 수 있다. 스마트폰의 경우 배터리가 나가면 위치 추적을 할 수 없지만, 배회감지기는 통신사와 연계가 되어 있어 계속 위치 추적이 가능하다.

보호자가 설정해 놓은 안심지역을 벗어나면 치매 환자 가족에게 알림 메시지를 전송한다. 치매 환자 실종을 미연에 방지할 수 있다. 또한 치매 환자 역시 위급한 상황에 처해 있을 때 긴급 버튼을 누르면 가족들에게 바로 연락을 취할 수 있다.

어느 무덥던 여름 상만씨 가족은 계곡으로 피서를 갔다.

즐거운 시간을 보내던 중 아버지가 없어진 것을 알았다. 서둘러 찾아 나섰지만 찾을 길이 없었다. 결국 경찰에 신고를 해야만 했다.

해가 뉘엿뉘엿 지고 많은 경찰이 동원되어 수색 작업을 벌인 끝에 아버지는 4킬로미터나 떨어진 곳에서 발견되었다. 다행히 건강에는 이상이 없었지만 많은 사람을 힘들게 했다. 그때 상만씨는 배회감지기의 필요성을 절실히 느꼈다고 했다.

매년 늘고 있는 우리나라 치매 환자의 수만큼 치매 실종자 수도 급증하고 있다. 실종된 치매 환자를 찾는 데만 많은 경찰 인력과 공무원,

주민들이 투입되고 있다. 실종 시간이 늦어지면 늦어진 만큼 환자의 생명도 위협을 받는다.

배회감지기의 효과는 상당히 크다. 배회감지기를 지급한 이후, 경찰이 치매노인 실종 건수를 파악한 결과 실종 인원은 59.5퍼센트, 실종 횟수는 44.2퍼센트 감소하였다.

이처럼 배회감지기는 치매 환자의 실종을 예방하는 좋은 도구이다. 그럼에도 보급률은 매우 낮다. 가정에서 혹은 정부나 기관, 단체에서 배회감지기를 치매 환자에게 공급하는 정책이 보다 적극적으로 펼쳐지면 치매노인 실종으로 인한 아픔은 상당히 줄어들 것이다.

실제로 SK하이닉스가 사회공헌 사업과 연계하여 치매 가정에 배회감지기를 보급하고 있다. 앞으로 '행복 GPS'라는 이름으로 2020년까지 총 15,000명의 치매노인에게 무상으로 보급할 계획이라고 한다.

회사 관계자의 말을 통해 그 효과를 확인할 수 있다.

"현재까지 실종 신고가 접수된 49명 모두 무사히 귀가했고, 평균 발견 소요 시간도 12시간에서 1시간으로 크게 단축됐다."

이처럼 치매 환자 실종을 예방하는 일에 정부와 기업이 함께 노력하는 일이 더 많아졌으면 하는 바램이다.

### 4) 치매 환자 밝은 색 복장

치매 예방 교육을 위해 전국 여러 곳을 다닌다. 어르신들이 모여 있는 곳에 가보면 비슷한 특징이 있다. 여자 분들은 대체로 밝고 화려한 색상의 옷을 입고 있다. 그러나 남자 어르신들은 회색이나 검정색의 칙칙한 옷을 입고 있다.

치매 환자들이 있는 요양병원에서 치매 환자들에게 예방 교육을 해 달라는 부탁을 받았다. 치매 환자에게는 예방 교육을 못해 드린다고 했다. 하지만 계속 부탁을 해 도리없이 가게 되었다.

그곳에서도 비슷했다. 여자 치매 환자들 옷은 꽃피는 춘삼월의 화려한 복장을 하고 있었지만, 남자 환자들의 경우는 대부분 어두운 색이었다.

치매 환자일수록 복장은 밝은 색이어야 한다. 환자가 실종되었을 때 빨리 인식할 수 있어야 하기 때문이다.

등산복이나 골프복이 유난히 밝은 색인 이유가 있다. 등산복은 추락했을 때나 길을 잃었을 때 빨리 눈에 띄어야 하기 때문이다. 골프복은 앞에 사람이 있는지 없는지를 빨리 식별할 수 있어야 하기에 밝은 색 옷이 대부분이다.

마찬가지다. 치매 환자도 길을 잃을 우려가 많고, 그럴 때 빨리 눈에 띄어야 하므로 밝은 색 옷을 입어야 하는 것이다.

젊은 세대에게 강의를 할 때 반드시 강조한다. 부모님 옷 사드릴 때는 반드시 밝은 색 옷을 구입하라고 한다. 만약의 사태에 대비해 옷을 선택할 때도 주의를 기울여야 마땅하다.

또한 치매 환자 신발에는 형광색 띠를 부착하는 것이 좋다. 문방구에 가면 형광테이프를 쉽게 구할 수 있다. 구입한 형광테이프를 신발에 붙여주기만 하면 된다. 얼마나 손쉬운가. 쉽게 할 수 있는 예방책임에도 불구하고 많은 사람들이 실천하지 않는다. 그러나 만약의 사태를 대비하는 작은 노력이 큰 사고를 막는다.

농촌 어르신들도 경운기에 형광테이프를 부착하고 다니는 경우가 많다. 그것만으로도 사고 위험이 대폭 감소한다.

치매 환자는 저녁에 실종되는 경우가 많다. 신발에 형광테이프를 부착해 놓으면 사람들의 눈에 잘 띄어 빠른 시간에 찾을 수 있다. 또한 자동차 사고 등 위험으로부터 보호할 수 있으니 치매 환자에게는 꼭 필요한 조치이다.

### 5) 사라진 곳에서 직선방향

치매 환자가 사라졌을 때, 보호자들은 대부분 당황해서 우왕좌왕하기 마련이다.

가장 먼저 찾아볼 곳은 사라진 지점에서 직선 방향으로 뻗은 길이다. 치매 환자는 서너 살 수준으로 인지 능력이 내려간다. 어린아이들을 생각하면 환자의 행방을 짐작할 수 있다.

아이들과 치매 환자는 골목골목을 다니는 것이 아니다. 오로지 앞만 보고 간다. 가령 높은 산이 앞에 있어도 그 산을 넘는다. 보호자들이 흔히 오해한다. 부모님의 건강 상태론 산에 올라가지는 못할 거라고 생각한다.

어릴 적 동네에 치매 할머니가 있었다. 걸음도 잘 못 걷던 분이었다. 어느 날 할머니가 사라지고 온 동네 사람들이 할머니를 찾아 헤맸다. 끝내 찾지 못했다. 할머니는 엉뚱하게도 나무를 하러 갔던 이에게 발견되었다. 그것도 산꼭대기에서였다.

치매 환자는 직선 방향으로만 움직인다. 인지 능력이 상실된 상태에서 상황과 조건을 살필 수 없다. 그러므로 어떤 장애물이 있더라도 일단 직선 방향의 길을 찾아보는 것이 먼저다.

그래도 만나지 못했다면 치매 환자가 예전에 즐겨 찾던 장소를 주목해야 한다. 왜냐하면 치매 환자는 최근 기억을 잃어버리고 옛날 기억만 남아있기 때문이다. 옛날 기억을 좇아갔을 가능성이 높다.

# 요양시설 위탁이 불효라는 생각을 버려라

### 1) 좋은 요양시설 고르는 법

최근 치매에 걸린 80대 할머니에게 수면제를 과다 처방해 잠만 재운 요양원이 있었다. 이 일은 결핵 진단을 받고 대학병원으로 옮겨 검사를 받던 중 드러났다.

맞벌이로 어머니를 요양원에 맡겨야 했던 아들은 주치의로부터 충격적인 말을 들어야 했다.

“도대체 이 약이 어디서 났어요? 덩치 큰 장정이 먹기에도 많은 양의 수면제를 어떻게 할머니가 드셨죠?”

의사도 놀라며 되물었을 정도였다 .

2년 전, 할머니는 요양원에 입소했다. 건강했던 할머니는 입소한지 3개월 후부터 건강이 나빠졌다. 7개월 후부터는 휠체어를 타야만 했다.

가만히 누워 허공만 바라보고 있을 뿐, 앉아 있기도 힘들어했다. 앉혀놓으면 옆으로 쓰러지곤 했다. 요양원에 있던 1년 8개월 동안, 9~10알의 약을 하루에 4번씩 복용했던 것이다.

그중 치매 약은 3가지였으며, 나머지는 모두 신경안정제였다. 신경안정제를 이렇게 많이 복용을 하다 보니 몸을 가눌 수 없는 상태에 이른 것이었다. 약 중에는 치매 환자에게 치명적인 성분도 들어 있었다.

더욱 충격적인 것은 요양원 관계자의 설명이었다. 할머니가 넘어지고 배회하고 기어 다니다 보니 돌보기에 엄청난 스트레스를 받는다고 했다. 그래서 신경안정제를 처방하게 되었다는 것이다.

모든 요양원이 그렇지는 않겠다. 대부분 정해진 법의 테두리 안에서 정직하게 운영하고 있다.

그러나 치매노인을 함부로 대하는 요양시설이 일부 존재하는 것도 사실이다. 따라서 요양시설을 선택할 때 여러 가지를 고려해 신중히 선택해야 한다.

필자의 103세 할머니도 7개월 요양원 입원하고 나오니 걸음 걷는 걸 잊어버리셨다. 입원해 있는 동안 사타구니가 물러 있어 고모님이 전화로 화를 내기도 했다. 사실 할머니가 화장실에 한 번 다녀오려면 많은 시간이 걸리다 보니 그럴 수도 있겠다는 생각도 든다.

요양보호사의 수가 부족하면 세세한 부분까지 손길이 미치지 못할 수밖에 없다. 나라에서 정책적으로 요양보호사들을 늘려 노인들의 삶의 질을 높여야 할 것이다.

'번연히 자식이 있는데 치매에 걸렸다고 부모님을 요양원에 보내는 건 불효다.'

얼마 전까지만 해도 이렇게 생각하는 이들이 많았다. 최근에는 많이 달라졌다. 환자 한 사람으로 인해 온 가족이 고통스런 생활을 한다는 것이 얼마나 심각한 일인지 인식하기 시작했다. 생업을 전폐하고 환자만을 전적으로 돌봐야 한다면, 보호자는 물론 국가적으로도 큰 손실이 아닐 수 없다.

요양시설을 적극 활용하는 것에 망설일 필요가 없다. 죄책감을 갖지 않아도 된다. 오히려 전문지식을 갖춘 이에게 맡기는 것이 한편 치매 환자 자신을 위해서도 좋을 수 있다. 다만 자신의 부모에게 적합한 요양 시설을 신중하게 선택해야 한다.

지방자치단체에서 설립 운영하는 공공 요양원이 100여 곳 있다. 최고급 시설에 부모님을 잘 모시고 싶은 마음이야 다들 똑같을 것이다. 하지만 입소하기가 하늘의 별따기이다. 차례를 기다리는 동안 환자와 보호자가 겪어야 할 고통은 이루 말할 수 없다. 이처럼 공공 요양시설이 턱없이 부족한 현실이다 보니 민간에서 운영하는 요양원을 선택해야 하는 경우가 대부분이다.

요양 시설을 선택할 때 몇 가지 고려해야 할 점이 있다.

기존 입소한 환자 가족들과 소통하며 이야기를 들어 보는 것도 좋다. 그렇지만 직접 살펴보고 결정하는 것이 우선이다.

첫째, 요양 시설은 왁자지껄한 곳이 좋다.

우리 상식으로는 이해가 안 될 것이다. 그러나 필자의 경험에 의하면 어르신들은 시끄러운 걸 더 좋아한다. 사람 속에 섞여 있음으로 소외감을 떨쳐낼 수 있기 때문이다.

환자들은 사람들을 그리워한다. 새로운 사람들을 보면 더 좋아한다. 강압적으로 침대에 눕혀 놓기 보다는 휠체어를 태워서라도 활동하도록 하는 곳이 좋다. 프로그램을 진행할 때는 완전히 걷지 못하는 환자를 빼고는 다들 참석을 한다. 어르신들이 시끄럽게 왁자지껄한 분위기를 얼마나 좋아하는지 알 수 있다.

둘째, 환자들을 위해 어떤 프로그램을 진행하는지 살펴보는 것도 필요하다.

치매 환자일수록 혼자 우두커니 누워 있으면 안 된다. 함께 어울리고, 움직이고, 활동해야 한다. 개별 치료를 받을 수는 없더라도 함께 시끄럽게 활동할 수 있는 프로그램이 정기적으로 진행되는 곳이라면 치매 진행의 속도를 늦추는 데 도움이 된다.

셋째, 위생을 잘 살펴보아야 한다.

환자들의 옷은 깨끗한지, 퀴퀴한 냄새가 나는지, 화장실은 청결한지, 환자가 자유롭게 돌아다닐 수 있는 공간은 잘 설계되어 있는지 등이다.

넷째, 환자들이 자유롭게 대화를 나누고 있는지를 살펴본다.

또한 요양사들과의 대화도 살펴본다. 요양보호사들이 환자들과 자유롭고 친근하게 소통하는지를 보면 요양원의 분위기를 살피는데 도움이 된다.

다섯째, 치매전문가가 있는지도 중요한 부분이다.

전문가는 치매에 대한 이해와 환자를 대하는 태도가 다르다. 치매 진행을 막을 만한 세세한 지도를 받을 수 있다.

입소를 결정하였다고 끝이 아니다.

환자의 가족들은 지속적으로 요양원에 관심을 보여야 한다. 요양원에서 처방하는 약에 대해서도 묻고 확인해야 한다. 식사 시간에 맞춰 방문을 해 식단도 눈여겨볼 필요가 있다. 이렇게 가족들이 관심을 보일 때 요양원에서도 세밀한 부분까지 신경을 쓰기 때문이다.

치매 환자를 위해서 요양시설은 필요하다.

요양원에 모셔 불효했다는 생각보다는 자주 찾아뵙고, 좋은 시간을 가지면 된다. 환자가 가족으로부터 버림받지 않았다고 느낄 수 있도록 해주는 것이 중요하다. 공간적으로 떨어져 있지만 가족이 자주 방문해 사랑을 느끼게 해주어야 한다.

환자와 젊은 시절 추억담을 나누는 것이 좋다. 기억을 잃어가도 옛날 기억들은 남아있기 때문이다. 좋아했던 물건들을 챙겨가서 이야기를 나누고, 좋아했던 노래를 함께 부르는 것도 좋겠다. 요양원에 있지만 한 가족의 끊임없는 관심과 돌봄이 필요하다.

### 2) 요양원 적응하기

치매는 24시간 신경을 쓰고 돌봐야 하는 질병이다. 요즘은 대부분 맞벌이를 하고 있기 때문에 부모님이 치매가 왔을 때 간병할 수 있는 자녀들이 많지 않다. 환자를 곁에서 돌보려면 제대로 경제활동을 할 수가 없다.

최근에는 치매 환자 주야간 보호센터가 빠르게 늘고 있다. 초기 치매 환자를 맡길 수 있으니 여간 다행스럽지 않다. 보호센터를 시니어 유치원이라고 생각하면 이해가 쉽다. 환자가 센터에 있는 동안은 가족들이 밖에서 마음 편히 경제 생활을 할 수 있다. 환자를 센터에 맡기는 걸 적극 권장한다.

치매일지라도 부모님을 곁에서 모시고 싶은 게 자녀의 마음이다. 그렇다고 부모를 집에 혼자 두는 건, 부모를 위하는 게 아니라 오히려 해를 끼치는 결과가 된다.

환자를 제대로 돌보지 못하면 예기치 못한 돌발 사고가 발생할 수 있다. 혼자 고립되어 있다 보면 환청 증세가 심해져 없는 이야기를 하고, 망상 속에서 위험한 일을 저지를 가능성이 높아진다. 실제로 문을 열어둔 채 집을 빠져나와 피해를 보거나, 커튼에 불을 지르거나, 아파트 베란다로 물건을 내던져 행인이 큰 봉변을 당한 경우도 있다.

치매 환자를 돌보다 보면 상식으로 이해할 수 없는 일이 자주 벌어진다. 보호자로선 인내의 한계에 부딪히게 된다. 치매에 대한 이해 부족으로 심한 말과 행동을 하게 돼 환자의 치매를 더 악화시킬 수 있다.

치매는 불치병이 아닌 관리가 가능한 질병이다. 센터에 가서 다양한 프로그램을 통해 뇌를 활성화 시키면 진행 속도를 늦추거나 멈추게 할 수 있다. 환자 가족 역시 다른 가족들과 정보를 공유하면 환자를 이해하는데 도움이 된다. 잘만 이용하면 환자들의 삶의 질을 향상시킬 수 있다.

그렇지만 어르신들이 주간보호 센터에 처음 나가는 과정이 쉽지는 않다. 낯선 곳에 가지 않으려는 저항이 심하기 때문이다. 가족들에게 버려지는 듯한 두려움이 저항감을 부추긴다.

일단 요양원이나 주간보호 센터에 부모님을 보내기로 했다면, 적응할 수 있도록 도와야 한다. 집처럼 편안한 분위기를 느끼도록 해주어야 한다.

대략 처음 일주일 정도를 적응 기간으로 삼는다. 아이가 유치원에 적응하기 힘들어 할 때 한동안 엄마들이 함께 등원을 한다. 초등학교에 입학할 때 며칠 동안 엄마들이 따라간다. 처음 낯선 곳에 가기 두려워하던 아이들이 점차로 적응할 수 있도록 돕기 위해서이다.

치매 어르신들도 마찬가지이다. 아이들과 똑같다. 가족들을 떠나 낯선 곳에 가기를 두려워한다. 그러므로 일주일 정도 부모님 곁에 자주, 오래 머물도록 한다.

주간보호 센터일 경우, 첫날은 잠시 함께 다녀온다. 둘째 날은 반나절 정도만 함께 지내다 부모님에게 잠시 볼 일 좀 보고 오겠다고 말하고 자리를 비운다. 이렇게 점점 시간을 늘려 서서히 적응할 수 있도록 한다.

필자는 가족과 상의해 103살 할머니를 주간 보호센터에 보내기로 했다. 할머니는 처음에는 안 가겠다고 버텼다.

"할머니, 거기 가면 친구도 많고 재미있는 프로그램도 많이 해요."

필자는 계속해서 할머니를 설득했고 결국 억지 승낙을 받아냈다. 처음에는 적응이 쉽지 않았다. 잠시 지내다가 곧 집으로 돌아왔다. 다음날은 조금 더 머물렀고, 조금씩 시간을 늘렸다. 손주며느리가 매번 할머니와 함께 있다가 돌아왔다.

며칠이 지난 아침, 할머니는 베란다 문을 열고 밖을 내려다보고 있었다. 센터의 차가 빨리 안 온다며 기다리는 것이었다. 그 후론 할머니 혼자 다녔다. 저녁이면 그날 센터에서 했던 프로그램 내용들을 손자 손녀들에게 자랑하곤 했다.

이렇게 서서히 적응할 수 있도록 시간과 노력을 들여야 한다. 가기 싫은 마음은 두려운 마음이다. 그런 마음을 이해 못하고 싸우거나, 억지로 모시고 가면 마음의 상처를 입히게 된다.

요양원도 마찬가지이다. 대부분의 가정에서 부모님을 요양원에 모시는 일로 다투거나 상처를 입곤 한다. 특히 환자가 요양원에 가기를 거부하고, 가서도 적응을 하지 못하면 더욱 힘들어진다.

어르신을 요양원에 모실 때도 일주일 정도의 적응기간을 둔다. 자녀들이 매일 요양원을 방문해 함께 지내는 것이다. 첫 날은 종일 함께 지냈다면, 둘째 날은 조금 일찍 요양원을 나간다. 셋째 날은 반나절 정도 만 함께 있는다. 이렇게 조금씩 방문 시간을 줄여가는 것이다. 갈 때는 일찍 가야만 하는 상황을 설명하고, 내일 다시 올 것을 약속한다. 치매 환자는 늘 자식들에게 버림을 받을까봐 걱정을 하기 때문이다.

요양원은 참 좋은 곳이라고, 친구도 많고 재미있는 프로그램도 한다고, 요양원의 좋은 점을 거듭 말해줘야 한다. 자녀들은 일하느라 바쁘기 때문에 부모님을 보살펴드릴 수 없는데, 요양원에서는 식사와 치료를 맡아 해줄 것이라고 설명하며 안심시키는 노력이 필요하다.

이러한 적응 과정을 무시하고 갑자기 요양원에 입소를 시키면 환자는 정신적 충격을 받는다. 치매 증세는 급격히 악화되고, 가족에게 버림받았다는 상처가 깊어지게 된다.

치매는 보통 우울증을 동반한다. 그러므로 요양원 입소 초기 과정이 환자의 우울증을 깊어지게 만들 수 있다. 서글픔으로 곡기를 끊는 분도 있다. 더러는 고래고래 소리를 지르면서 직원들을 힘들게 한다.

필자는 종종 요양원 직원 직무교육을 한다. 그때도 적응 기간의 중요성을 반드시 교육한다. 가족들에게 환자가 잘 적응할 때까지 함께 해 줄 것을 부탁하라고 가르친다. 거듭 강조하지만 치매 환자는 사랑이 절대적으로 필요하기 때문이다.

### 3) 맛있는 음식으로 효도하지 말라

치매 예방 교육을 하면서 K요양병원 원장님과 인연을 맺게 되었다. 힘들 때면 찾아가 조언을 받곤 할 정도로 원장님을 존경했다. 이유는 돌보는 어르신들에 대한 생각이 지극하기 때문이었다. 단순히 사업으로 하는 여느 시설이 아니었다. 어르신 한 분 한 분을 정성을 다해 돌보았다.

원장님은 다섯 살에 아버지를 여의었다. 너무 어린 나이에 아버지를 잃고 보니 아버지란 단어가 익숙하지 않았다. 어머니가 아버지를 대신해 들판에 나가 농사를 지어야 했다. 원장님은 늘 부모님의 사랑이 그리웠다고 한다.

그래서일까, 원장님의 요양원 어르신들에 대한 마음가짐이 남다르다. 모든 어르신들을 마치 부모님인 양 사랑으로 대한다. 매일 출근하면 어르신 한 분 한 분을 만나 안부를 살핀다. 목소리가 얼마나 친근한지, 일반인을 대할 때와 어르신들과 대화할 때가 다르다. 마치 자식이 아침에 일어나 부모님께 문안하듯 친근한 목소리로 어르신들과 이야기를 나눈다.

원장님을 통해 많이 배웠다. 어르신들을 대하는 태도, 치매 환자와 환자 가족들의 상황, 요양원 운영의 어려움 등 다양한 것들을 파악할 수 있었다.

지방의 한 요양병원에서 있었던 일이다.

90대 할아버지는 요양병원에 들어오자 4인실에 누워만 있는 치매 할머니를 짝사랑 했다. 할아버지는 직원들 눈을 피해 몰래 할머니 방에 들어가 옷을 벗기고 몸을 만졌다.

이런 일이 잦아지자 직원들은 CCTV를 달아놓고 할아버지를 감시하게 되었다. 그렇지만 할아버지는 감시하는 직원들 눈을 피해 할머니 방에 몰래 들어갔다. 계속적으로 할머니 옷을 벗기고 몸을 만졌다. 누워만 계신 할머니도 할아버지가 오면 무의식적으로 옷을 벗었다. 직원들은 어쩔 수 없이 환자가족들에게 알리게 되었다.

가족들이 할아버지를 설득시켰지만 역부족이었다. 결국 환자 가족들과 상의 끝에 다른 요양원으로 옮기게 되었다. 만약 가족들이 고집을 부렸다면 문제 해결이 어려웠을 것이다. 요양원과 가족 간의 소통이 원활하였기에 가능한 일이었다.

그러나 소통 부재로 어려움을 겪기도 한다. 요양원에서는 환자를 돌보는 어려움보다 환자 가족 때문에 힘든 경우가 많다고 할 정도이다. 특히 환자의 음식 때문에 갈등을 빚기도 한다.

어르신들은 건강이 좋지 않다 보니 소화력이 현저히 떨어진다. 시간이 흐를수록 점점 더 노화되기 때문에 요양원에 입소할 때보다 더 나빠지기 마련이다. 그러나 환자 가족들은 그 사실을 인지하지 못한다. 부모님이 평소 좋아했던 음식을 가져와 별식으로 제공한다.

사실 자녀들은 요양원에 있는 부모를 위해 딱히 할 게 없다. 멋진 옷도, 선물도 의미가 없다. 맛있는 음식을 준비하는 것이 가족들이 할 수 있는 유일한 효도로 생각한다. 그 마음을 이해 못하는 것은 아니다. 그러나 가족들이 돌아가고 나면 문제가 발생한다.

입에서는 달지만 소화를 못시키는 환자가 그만 설사를 하고 만다. 토하거나 복통이 발생하고, 탈수 현상까지 이어지는 경우도 잦다. 가족이 돌아가고 난 후유증으로 환자는 환자대로, 요양원 직원들은 그들대로 고생을 하게 된다.

때로는 음식을 자제해 달라고 부탁을 해도 직원들 몰래 간식을 챙겨주고 가는 가족도 있다. 많은 양을 가져와 부모의 사물함에 넣어두고 가기도 한다. 가족이 오지 못하는 동안 두고 먹으라는 것이다. 이 역시 치매에 대한 이해 부족으로 빚어지는 일이다.

치매라는 병이 단기기억을 잃어버리는 특징이 있다. 방금 식사를 했지만 그 사실을 잃어버린다. 요양원에서 밥을 안 준다고, 환자는 가족에게 하소연을 한다. 이 모두 단기기억 상실 때문이다. 환자는 간격을 두고 배고플 때마다 먹는 법을 모른다. 보이는 대로 먹는다. 남겨뒀다가 먹겠다는 생각 자체를 하지 못한다.

요양원 측에서는 많은 양의 간식을 가져올 경우 직원에게 맡길 것을 부탁한다. 조금씩 조절해서 드리겠다는 의도를 분명히 밝힌다. 그러나 일부 가족들은 직원들을 믿지 못한다. 부모님 안 드리고 다른 사람 줄까봐 부모님에게 직접 맡기고 돌아간다.

가족 입장만 생각하는 효도는 불효에 가깝다. 자칫 환자와 직원들을 힘들게 만드는 행동이 되기 때문이다. 집에서 음식을 만들어서 가져갈 때는 요양원 직원과 미리 상의하는 것이 좋다. 부모님의 요즘 건강 상태, 특히 소화 상태가 어떤지를 체크한 후에 음식을 준비하는 것이 안전하다. 가끔씩 방문해서 눈으로 보는 가족들은 환자의 상태를 정확히 알 수 없다. 매일 함께 생활하며 건강을 체크하는 직원이 훨씬 더 정확하다.

인혜씨의 아버님은 평소 굴전을 좋아하였다.

인혜씨는 굴전을 맛있게 요리해 병원에 갔다. 예상대로 아버님은 굴전을 너무 맛있게 잘 드셨다. 맛있게 드시는 아버님을 보며 자식 된 도리를 한 듯 기분이 좋았다.

요양원에서 돌아오는 길에 병원에서 연락이 왔다. 아버님의 상태가 많이 안 좋다고 했다. 놀라서 급히 다시 돌아갔다. 아버님은 얼굴이 노랗고, 구토와 설사를 시작했다. 굴전을 먹고 탈이 난 것이었다. 결국 일주일 가량 치료를 받은 후에야 건강을 회복할 수 있었다.

기름진 음식, 소화하기 어려운 음식 등은 노인들에게 적당하지 않다. 옛날 생각하며 부모님이 좋아했던 음식을 준비해 갈 때면 특히 주의해야 한다. 환자를 더 힘든 상황으로 빠지게 할 수 있기 때문이다.

마트에서 구입한 음식의 경우는 양을 적당히 조절하는 것이 필요하다. 너무 많은 양을 준비하지 않는 것이 좋다.

우리는 음식을 나누어먹는 문화이다. 음식을 가져가서 같은 방에 있는 환자들에게 나누어줄 요량으로 많이 준비하는 경우도 있다. 그러나 매우 신중해야 한다. 내 부모님이야 소화력이 좋아 뭐든지 잘 드시지만 옆 침대의 환자는 상황이 다를 수 있다.

가족이 함부로 다른 환자에게 음식을 주어서 문제가 생기는 경우가 많다. 정히 나누어주고 싶다면, 본인이 직접 나서면 안 된다. 직원에게 부탁하는 것이 가장 안전하다.

### 4) 요양원의 24시

괜히 옆 사람에게 시비를 건다.

집에 가겠다고 짐을 싼다.

무조건 밖으로 나가겠다고 떼를 쓴다.

문틈을 비집고 방풍 필름은 물론 방충망도 뜯어내고 창문 밖으로 몸을 내밀기도 한다.

금방 식사를 마치고 배고프다면서 억지를 부린다.

쉬지 않고 고함을 지른다.

손톱으로 할퀴고 아무거나 손에 잡히는 대로 집어던지고 찢어버린다.

걷지도 못하는 어르신이 집에 가겠다고 침대에서 벌떡 일어나 내려오려고 한다.

그분이 오셨다며 망상 속에서 눈물을 흘린다.

간식을 먹지 않고 손수건에 싸서 아들이 오면 준다며 침대 밑에 숨겨놓는다.

밭을 맨다며 숟가락으로 하염없이 바닥을 긁어댄다.

청년 시절 일본 유학을 했던 할아버지는 아무나 붙잡고 일본어를 가르치려 든다.

요양원의 24시는 이런 증세를 보이는 치매 환자들을 돌보느라 정신이 없다. 날씨가 궂거나 비가 오면 치매 증상은 더 심해진다. 이런 날에는 어르신들과 한바탕 전쟁을 치르게 된다. 잠시 잠깐도 환자들에게 눈을 뗄 수 없는 상태가 된다.

그렇다. 요양원의 24시는 늘 초긴장의 연속이다.

언제나 저 증상들이 멈출까? 어떻게 해야 아우성을 잦아들게 할 수 있을까?

요양병원의 직원, 보호자, 자원봉사자, 실습자 분들은 모두 한마음으로 어르신들의 존엄한 여생을 위해 애쓰고 있다. 그러기 위해 다양한 프로그램을 준비한다. 수준에 맞춘 인지력 증진, 신체기능 회복, 무기력감을 떨쳐내고 심신의 회복을 위해 힘쓴다. 사명이 없으면 감당할 수 없는 일이다. 마지막에 이르신 어르신들에게 최선을 다하겠다는 각오를 날마다 되새겨야 한다.

# 치매 환자와 대화하는 방법

치매 환자의 가장 큰 특징은 단기기억의 상실이다. 대부분 장기기억은 일정 기간 남아 있다. 물론 시간이 흐르면 점차 장기기억마저 사라지게 된다.

치매 환자와 대화 할 때는 주로 과거의 이야기를 나누는 것이 좋다. 미약하나마 남아있는 기억들을 되살리는 것이 뇌의 활동을 촉진하기 때문이다. 낯선 상황이나 환경, 또는 사람을 만나면 당황하기 때문에 기억은 더 나빠진다. 가족들과 편안한 분위기에서는 잘 기억하던 친지나 이웃에 관한 이야기도 막상 그들이 방문하면 기억해내지 못하는 경우가 많다. 이는 갑작스런 상황에 긴장하기 때문이다.

기억하지 못하는 사람이나 사건을 거듭 묻게 되면 뇌가 경직된다. 치매 환자가 기억해내지 못하는 것을 당연하게 여기고, 부드럽고 편안한 분위기를 만들어줘야 한다.

기억하는지를 확인하려고 거듭 질문을 던지기보다는 환자가 기억할 만한 과거의 이야기들을 들려주면 좋다. 즐거웠던 추억, 특별했던 에피소드들을 꺼낸다. 그러다보면 자연스럽게 이야기에 참여하게 될 것이다. 이러한 과정을 통해 뇌 활동이 활발해진다.

치매 환자와 대화할 때는 목소리를 낮은 톤으로 말한다. 부드럽게, 천천히, 차분하게 그리고 분명하게 말한다.

어려운 단어를 피하고 최대한 단순한 단어를 사용한다. 짧은 문장으로 끊어서 말하도록 한다. 환자를 너무 어린아이 대하듯 행동하는 것은 좋지 않다. 성인으로 존중하는 언어로 대화하는 것이 바람직하다.

### 치매 환자가 열심히 말할 수 있는 환경을 만들라

환자가 뭔가를 생각해내려 할 때는 답답하더라도 충분히 기다려줘야 한다. 재촉하지 말고 기다려주며 생각을 이끌어낼 수 있도록 도와주면 된다.

말할 때는 눈높이에 맞춰 몸을 환자 쪽으로 약간 기울여 준다. 고개를 끄덕이거나 잘 듣고 있다는 표시를 해주면 좋다. 고향사투리는 환자와의 친근감을 이끌어내므로, 일부러라도 사용하면 좋다.

남아 있는 뇌기능을 최대한 활용할 수 있도록 지지하고 격려해 주는 것 또한 중요하다. 환자가 잘한 것은 최대한 칭찬을 해 준다. 칭찬은 환자의 자존감을 높인다. 또한 스킨십과 미소는 환자를 안정시키고 친밀감을 준다.

치매 환자가 가족구성원으로 나름 할 수 있는 역할이 있다는 걸 느끼도록 하면 좋다. 그러려면 먼저 본인이 할 수 있는 건 스스로 하도록 해야 한다. 지나치게 보호하기 위해 아무 일도 맡기지 않으면 오히려 뇌가 더 빨리 퇴화될 뿐 아니라 만족감도 느끼지 못하게 된다.

때로 과거에 어머니가 잘했던 일을 부탁하는 것도 좋다. 야채를 다듬어 달라거나, 멸치를 손질해달라는 등 소소한 부엌일을 부탁하면 환자 자신에게 도움이 된다. 아직 가족이 자신을 필요로 한다는 느낌을 갖게 돼 자존감이 올라간다. 또한 뇌기능의 활성화에도 좋은 영향력을 미친다.

# 치매 환자의 목욕

목욕은 치매 환자와 가족 간의 갈등의 요인이 되기도 한다.

환자가 혼자 목욕을 할 수 있는 경우와 그렇지 않은 경우가 있다. 전자는 목욕하는 방법 자체를 잠시 잊어버리거나 목욕을 해야 한다는 사실을 인지하지 못한다. 당연히 저항을 한다. 이때 왜 목욕을 해야 하는지 찬찬히 설명하고 부드러운 방법으로 설득해야 한다.

환자가 동의를 했다면, 환자 스스로 이것저것을 하도록 격려한다. 타월, 샴푸, 비누 등의 목욕용품을 준비해 놓은 후 목욕실로 인도한다. 혼자 할 수 있는 부분은 환자에게 맡기고, 언제든지 도울 준비를 하고 기다린다.

욕조의 물을 가득 받은 상태로 입수하지 않도록 한다. 약간의 물을 받아놓고 환자가 앉도록 한다. 그 다음 욕조를 채우는 것이 안전하다. 그래야 환자도 두려움 없이 욕조에 들어가게 된다.

환자는 물의 온도가 뜨거워도 감지하지 못할 수 있다. 그러므로 보호자가 물의 온도를 적당하게 맞추도록 살핀다. 물의 온도가 차가우면 목욕에 대한 불쾌감이 생겨 목욕 자체를 거부할 수 있다. 쾌적한 온도의 기분 좋은 목욕 환경을 만들어주는 것이 중요하다.

거동이 불편하고 혼자 목욕할 수 없는 환자는 가족들이 목욕의 전 과정에 참여해야 한다. 이때 미끄러지지 않도록 화장실 바닥에 미끄럼 방지 매트를 준비하면 좋다. 손잡이를 설치하거나 샤워 의자를 사용하는 등 안전에 신경을 써야 한다. 물에 젖은 몸을 추스르다보면 자칫 균형을 잃거나 바닥에 미끄러지는 상황이 생길 수 있다.

### 목욕에 대한 불쾌한 감정이 들지 않도록 배려하라

물이나 샴푸가 눈에 들어가는 경우를 대비해 환자의 눈을 가릴 예비용 타월을 따로 준비하고 시작하는 것도 도움이 된다. 최대한 신속히 목욕을 끝내는 것이 좋다. 그러려면 필요한 모든 것을 사전에 미리 갖추어놓고 목욕을 시작하도록 한다.

치매 환자를 목욕시킬 때 꼭 배려해야 할 것이 있다. 바로 어르신들의 프라이버시다. 아무리 자식이라고 해도 그 앞에서 자신의 알몸을 보이는 것은 부끄럽고 수치스러운 일이다. 치매 환자들도 수치감을 느낀다. 목욕을 거부하는 이유 중의 하나이기도 하다.

따라서 환자가 부끄러워할 경우, 부분적으로 가려줌으로써 수치감을 느끼지 않도록 해야 한다. 목욕이 끝나면 큰 비치타월로 가려주는 등 부끄러움을 최소화 해주려는 배려가 필요하다.

이러한 준비와 배려가 목욕을 순조롭게 한다. 목욕하는 과정에서 불쾌감을 경험했다면 장차 더 강력하게 목욕을 거부하게 될 것이다. 가족들은 환자를 목욕시킬 때마다 무진 애를 써야 한다.

환자가 편하게 목욕할 수 있는 시간을 정하고, 되도록 규칙적으로 반복하면 좋다. 기억을 못하더라고 반복적으로 하다보면 가족도 환자도 익숙해진다.

환자의 목욕은 보호자로선 여간 힘겨운 일이 아니다. 그러나 잘만 대처한다면, 오히려 감정을 공유하는 소통의 자리가 될 수 있다.

# 치매 없는 세상을 위하여

치매는 예방 교육을 통해 예방이 가능한 병이다.

이미 100세 시대에 접어들었다. 고령화 사회로 갈수록 피할 수 없는 병이 치매다. 대부분의 질환은 극복이 되고 있지만 뇌에서 발생하는 질병의 경우는 아직도 치료 방법이 멀기만 하다.

전 세계가 치매와의 전쟁을 치르고 있는 게 지금의 현실이다. 많은 국가나 제약회사에서 천문학적인 돈을 투자하고 있다. 그러나 확실한 치료법을 제시하지 못하는 실정이다. 그렇기에 치매는 치료보다 예방이 더욱 중요하다. 또한 예방의 노력으로 치매의 공포에서 벗어날 수 있다.

1,350그램 정도의 무게에 천억 개 뇌신경세포를 지닌 뇌.

그러나 뇌가 손상을 입으면 인생 자체가 붕괴된다. 따라서 뇌를 어떻게 관리하느냐에 따라 100세 시대에 걸맞는 행복한 미래를 설계할 수 있다.

사실 치매극복을 위해선 젊은 세대들에게 예방 교육을 실시해야 한다. 일찍 준비하면 할수록 건강하고 활기찬 뇌를 만들고 지킬 수 있기 때문이다. 더불어 치매가 급증하는 시대, 부모님을 치매로부터 지켜줄 지혜가 필요하다. 가족 중 치매 환자가 생기더라도 이해하고 소통할 마음가짐을 갖게 된다.

### 청소년 치매 예방 교육이 실시되면 치매 예방에 효과적

필자는 오래 전부터 관련 기관을 통해 젊은 층을 위한 교육의 중요성을 강조해 왔다. 그러나 관계자들 대부분은 회의적 반응이었다. 관계자들은 젊은 사람들은 치매에 관심이 없다고 말한다. 현실을 모르는 생각이다.

필자가 현장에서 경험한 바는 다르다. 청소년들에게 치매 예방 교육을 할 때, 성인보다 오히려 관심과 집중도가 높았다.

선진국에서는 오래 전부터 청소년과 일반인을 위한 치매 예방 교육을 실시하고 있다. 교육을 받은 이들은 치매 도우미 자원봉사자로 적극적으로 활동하고 있다. 유감스럽게도 우리의 현실은 그렇지 않다. 치매 환자를 직접 상대하는 이들조차 정작 치매에 대해 잘 모르고 있는 실정이다. 치매를 이해하지 못한 채 환자를 돌보고 있으니 이런저런 문제가 생긴다. 불미스런 사건도 끊이지 않는다. 이러한 형편이다 보니 가족들은 요양원에 부모를 맡겨두고도 불안하다.

최근 정부 예산의 상당 부분이 치매 환자에게 사용되고 있다. 중앙 치매센터 등에서도 점차 사업을 확대하고 있다. 좋은 현상이다. 그러나 기존의 치매 환자에만 묶여 있는 대책이 대부분이다.

빠르게 상승하는 사회적 손실을 줄이기 위해선 결국 치매 환자가 줄어들어야 한다. 그렇다면 해답은 분명하다. 하루 빨리 예방 쪽으로 옮겨야 한다. 이러한 정책 전환이 개인의 행복과 안녕은 물론, 결국 사회적 비용을 줄이는 선택이 될 것이다.

100세 시대를 맞이 했다. 치매 없는 세상을 소망한다.

여전히 치매가 남의 집 이야기로만 생각되는가.

지금 내가, 내 부모가 건강하기에 치매는 관심 밖에 있는가.

치매에 걸린 후 방법을 찾기란 쉽지 않다. 여전히 현대 의학이 해결방법을 찾지 못하고 있다.

그러나 예방은 얼마든지 가능하다.

생활 습관을 바꾸면 치매의 공포로부터 벗어날 수 있다.

올바른 생활 습관을 제대로 익힌다면, 우리는 치매로부터 자유로운 세상을 살게 될 것이다.